汉竹编著·亲亲乐读系列

坐月子
这样吃

李 宁 主编

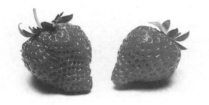

江苏凤凰科学技术出版社

全国百佳图书出版单位

·南京·

图书在版编目（CIP）数据

坐月子这样吃 / 李宁主编 . — 南京 : 江苏凤凰科学技术出版社，
2021.03（2024.04 重印）
（汉竹·亲亲乐读系列）
ISBN 978-7-5713-1510-8

Ⅰ . ①坐… Ⅱ . ①李… Ⅲ . ①产妇－饮食营养学Ⅳ . ① R153.1

中国版本图书馆 CIP 数据核字 (2020) 第 208070 号

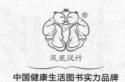

中国健康生活图书实力品牌

坐月子这样吃

主　　　编	李　宁
编　　　著	汉　竹
责 任 编 辑	刘玉锋　黄翠香
特 邀 编 辑	李佳昕　张　欢
责 任 校 对	杜秋宁
责 任 监 制	刘文洋
出 版 发 行	江苏凤凰科学技术出版社
出版社地址	南京市湖南路 1 号 A 楼，邮编：210009
出版社网址	http://www.pspress.cn
印　　　刷	合肥精艺印刷有限公司
开　　　本	720 mm×1 000 mm　1/16
印　　　张	9
字　　　数	160 000
版　　　次	2021 年 3 月第 1 版
印　　　次	2024 年 4 月第 6 次印刷
标 准 书 号	ISBN 978-7-5713-1510-8
定　　　价	22.80 元

图书印装如有质量问题，可随时向我社印务部调换。

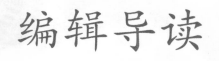

编辑导读

　　一朝分娩，让新妈妈几度欢喜几度忧。喜的是小宝宝的降临给整个家庭带来了无尽的欢乐和希望，忧的是自己的身体频频出现状况：疲惫乏力、浑身疼痛、精神不振、代谢失调等。新妈妈别担心，本书教你轻松甜蜜坐月子。

　　本书按照产后的时间顺序，系统地介绍每一天、每一周新妈妈的身体变化和营养需求，并把顺产妈妈、剖宫产妈妈、哺乳妈妈、非哺乳妈妈分开来介绍，让新妈妈轻松"对症""对号"科学进补；上百道精心挑选的月子餐，帮新妈妈恢复健康、增加乳汁。本书还特别增设了"母乳喂养的常见问题"的部分，帮新妈妈提前规避很多"过来人"曾经碰到的难题。为了帮新妈妈减轻月子期的种种不适，本书还贴心地提供了"月子期的食疗炖补方"，让新妈妈顺利度过产褥期。

　　宝宝是妈妈甜蜜的"负担"。爱宝宝，从吃好月子餐开始吧！

目录

坐月子吃什么？怎么吃？ 1

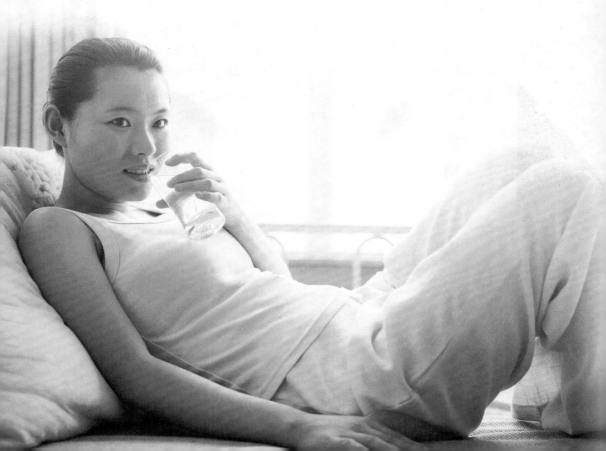

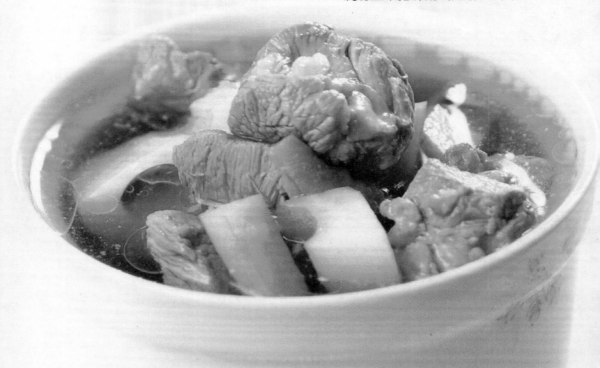

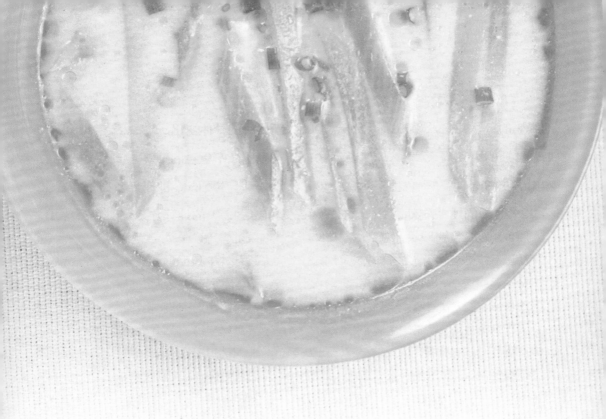

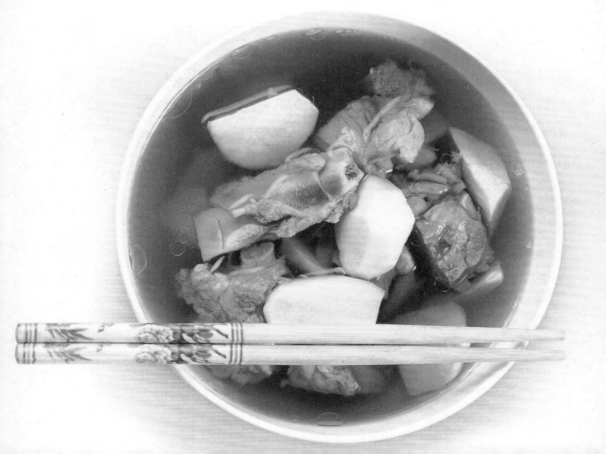

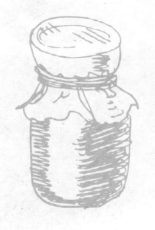
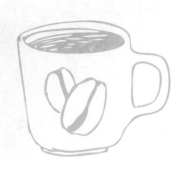

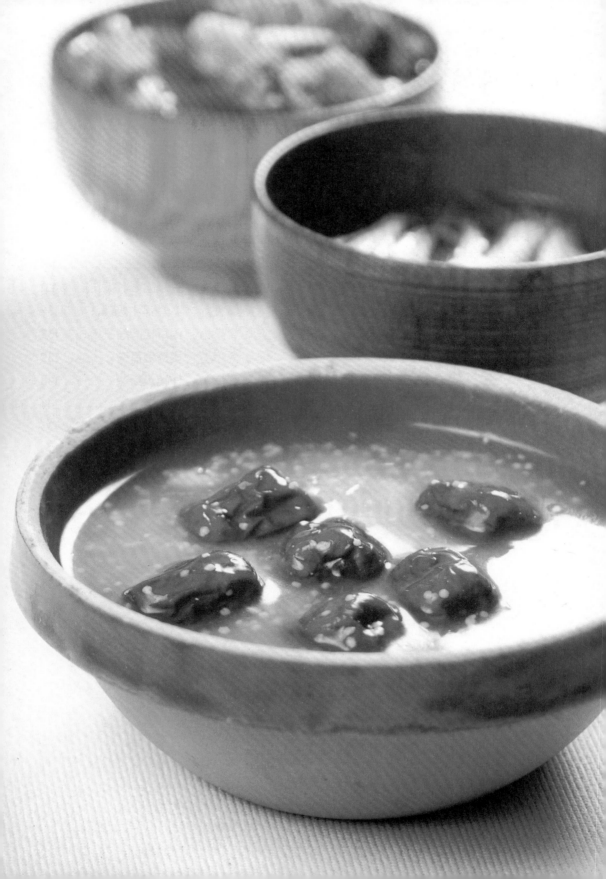

坐月子吃什么?
怎么吃?

坐月子是生完宝宝必经的过程,这时新妈妈的身体在逐步恢复,因此月子期间的饮食需要格外注意。保证饮食的健康营养不仅对妈妈的身体恢复有很大的好处,而且还有助于宝宝的健康成长。那么月子期间到底应该吃什么,怎么吃呢?快翻开书看看该怎么吃月子餐吧!

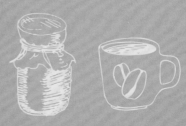

坐月子饮食常见的误区

对于产后的妈妈来说，要确保产后身心健康与体形健美，必须重视"月子"里的科学饮食，避免进入饮食误区。

误区一：开奶就要大量喝汤

产后，家里人少不了给新妈妈炖一些营养丰富的汤，如鲫鱼汤、猪蹄汤、排骨汤等，认为这样可以补充营养，促进身体早些复原，还可以多分泌乳汁，使宝宝得到充足的母乳。

其实这是不科学的，因为刚出生的宝宝吸吮力较弱，胃容量小，吃得也少，宝宝没吃完的乳汁可能会堵塞乳腺导管，导致新妈妈的乳房发生胀痛。新妈妈的乳头比较娇嫩，容易发生破损，一旦被细菌感染就会引起乳腺感染，不仅给新妈妈带来痛苦，还会影响正常哺乳。因此产后不宜过早喝催乳汤，宜在产后1周后逐渐增加喝汤的量，以适应宝宝进食量逐渐增加的需要。

误区二：鸡蛋吃得越多越补

产后没有必要让新妈妈每天大量进食高蛋白食品，因为高蛋白饮食会加重胃肠道负担，并影响其他营养物质的吸收。

动物性蛋白应与植物性蛋白搭配食用，蛋白质互补，才有利于产后身体恢复和哺乳需要。鸡蛋再有营养，也要适可而止，每日1~2个即可。

误区三：产后不能吃盐

过去很多人认为，新妈妈在产后头几天不能吃盐，不然身体会浮肿。实际上产后出汗较多，乳腺分泌旺盛，体内容易缺水、缺盐，因此适量补充盐分是必要的。如果总吃无盐饭菜，也会使新妈妈感觉食欲不佳，并感到身体无力，不利于身体的恢复。

误区四：红糖水喝太久

产后多吃一些红糖可以补养身体，红糖具有益气养血、健脾暖胃、驱散风寒、活血化瘀的功效，可以帮助新妈妈补充碳水化合物和补血，促进恶露排出，有利于子宫复位。但不可因红糖有如此多的益处，就认为吃得越多越好。

过多饮用红糖水，不仅会损坏新妈妈的牙齿，还会导致出汗过多，使身体更加虚弱，甚至在夏季会引起中暑。另外，红糖水喝得过多会增加恶露中的血量，造成新妈妈继续失血，反而引起贫血。产后喝红糖水，以7~10天为宜。

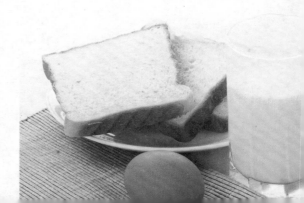

误区五：忌食蔬菜水果

蔬菜和水果富含维生素、矿物质和膳食纤维，可促进胃肠道功能恢复，促进碳水化合物、蛋白质的吸收利用，特别是可以预防便秘，加快毒素代谢。

如果产后新妈妈摄入的蔬菜水果太少，易导致大便秘结，医学上称为产褥期便秘症。

误区六：大量吃巧克力

有些喜欢吃巧克力的新妈妈，生完宝宝后也经常吃。如果哺乳的新妈妈过多食用巧克力，会对宝宝的生长发育产生不良影响。

因为巧克力中所含的可可碱能够进入母乳，通过哺乳被宝宝吸收并蓄积在体内，久而久之，可可碱会损伤宝宝的神经系统和心脏，并使肌肉松弛，排尿量增加，会导致宝宝消化不良，睡眠不稳，经常爱哭闹。

误区七：生完宝宝就节食减肥

节食减肥的做法不仅损害新妈妈自身的健康，不利于身体康复，也不能保证为宝宝提供足够的营养。

新妈妈所增体重大多是脂肪和水分，如果给宝宝哺乳，每日摄入的脂肪不一定够用，还需动用身体里储存的脂肪。而且，节食使新妈妈不能保证每天吃到各种营养丰富的食物，因而不能满足宝宝每天的营养需要。

误区八：产后服用人参

人参是一种大补元气的中药，但它对于刚刚生产完的新妈妈来说弊大于利。人参对人体中枢神经系统有兴奋作用，可引起失眠、烦躁、易激动、心神不安等不良反应，不利于产后新妈妈的休息调养；人参的抗凝血作用会干扰受损血管的愈合，造成出血过多。如有需要，新妈妈应在产后 3 周再服用人参。

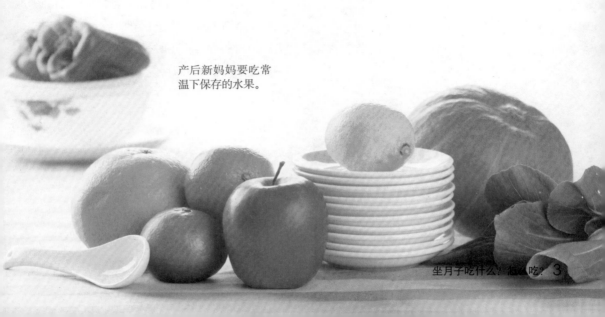

产后新妈妈要吃常温下保存的水果。

产后巧食补，调养身心

补血

产后新妈妈失血较多，需要补充铁元素，加强身体的机能。瘦肉、动物的肝和血均含铁较多，多吃可有助于补血。

补气

又称益气，产后新妈妈会觉得说话有气无力，经常疲倦、不想说话，脸色苍白。气虚多与肺虚、脾虚相关，补气主要是补肺气、脾气。

散寒

新妈妈产后容易出汗，非常耗损体力，还会出现腰酸、腹痛的现象，气血、筋骨都很虚弱。这时候很容易受到风寒的侵袭，注意保暖的同时，还要把身体里多余的寒气散掉。

催乳

母乳喂养的宝宝，所需营养全都来源于妈妈的乳汁。妈妈的饮食又和乳汁分泌有着直接的关系，提升妈妈乳汁的质量和宝宝的健康息息相关。

补钙

钙是助长骨骼、生长牙齿的重要原料，产后新妈妈应注意补充牛奶、豆腐、鸡蛋、鱼、虾，这样可增加乳汁中的钙含量，从而有利于宝宝骨骼、牙齿的发育。

防便秘

由于妊娠晚期子宫增大，产后腹肌和盆底肌肉松弛，收缩无力，腹压减弱，加之产后体质虚弱，不能依靠腹压来协助排便，产后新妈妈便秘的情况是比较普遍的。

产后每餐可以适当吃些新鲜蔬菜和水果，特别是红色蔬菜，如胡萝卜、苋菜等，另外，应选择食用常温储存下的水果。

助消化

产后大量进补，肠胃也会吃不消，因此宜吃一些助消化的食物，以保持正常的胃肠蠕动，这对完成食物消化和吸收具有重要作用。当胃肠动力不足时，就会引起消化不良，导致腹胀、腹痛等。

血压低、贫血、视力不好的新妈妈要多吃点胡萝卜。

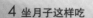

月子里必吃的明星炖补食材

荤类食材

乌鸡

乌鸡有滋补肝肾、益气补血等功效，特别是对新妈妈产后体虚尤为有效。乌鸡含有人体不可缺少的赖氨酸、蛋氨酸和组氨酸，能促进人体免疫功能提高。

鲫鱼

鲫鱼的营养全面，对于剖宫产妈妈是很有益的，可以增强抗病能力，有通乳催奶的作用。鲫鱼对于改善产后脾胃虚弱有很好的作用。

鲤鱼

鲤鱼可滋补健胃、利水消肿、通乳，对产后水肿、浮肿、腹胀、少尿、乳汁不通皆有益。

黄花鱼

黄花鱼特别适合产后体质虚弱、面黄肌瘦、少气乏力、目昏神倦的新妈妈食用，对有睡眠障碍、失眠的新妈妈有安神、促进睡眠的作用。

蛤蜊

蛤蜊含有蛋白质、脂肪、铁、钙、磷、碘、维生素和牛磺酸等多种成分，是一种低热量、高蛋白的理想食品，具有滋阴润燥、利尿消肿的作用。

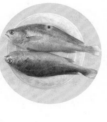

猪蹄

猪蹄中含有丰富的胶原蛋白。胶原蛋白可促进毛发、指甲生长，有利于组织细胞正常生理功能的恢复，加速新陈代谢。猪蹄汤还具有催乳作用，对于哺乳期的新妈妈能起到催乳和美容的双重作用。

羊肉

羊肉味甘，性热，它可益气补虚、温中暖下、壮筋骨、厚肠胃，主要用于疲劳体虚、腰膝酸软、产后虚冷、腹痛等。产后吃羊肉可促进血液循环，增温驱寒。

牛肉

牛肉含有丰富的蛋白质和氨基酸，能提高机体抗病能力，可补血、修复受损的组织。

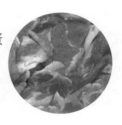

鸡蛋

鸡蛋含有丰富的蛋白质、脂肪、维生素和铁、钙、钾等矿物质，蛋白质为优质蛋白，对肝脏组织损伤有修复作用；富含 DHA 和卵磷脂、卵黄素，对神经系统和身体发育有利，能健脑益智，改善记忆力。

牛奶

牛奶中含有的磷，对促进宝宝大脑发育有着重要的作用；牛奶中的维生素 B_2，有助于视力的提高；牛奶中的钙，可增强骨骼及牙齿强度，促进智力发育；牛奶中的镁，能缓解心脏和神经系统疲劳；牛奶中的锌能促进伤口更快地愈合。

豆腐

豆腐中含有丰富的蛋白质、脂肪、碳水化合物、钙、磷、铁、维生素及多种人体必需的氨基酸。豆腐属低热量、低脂肪、高蛋白的食品，能够满足产后新妈妈进补的需要。

香菇

香菇素有"山珍"之称，富含蛋白质、脂肪、膳食纤维和维生素 B_1、维生素 B_2、维生素 C、烟酸、钙、磷、铁等。其含有的蛋白质对促进人体新陈代谢，提高机体适应力有很大作用。

竹荪

长期食用竹荪有助于调节体内血脂，还具有降血压的作用。此外，竹荪还有助于降低体内胆固醇、减少腹壁脂肪贮积，是新妈妈产后瘦身的理想食品。

红枣

红枣味甘性温，有补中益气，缓和药性的功能。红枣可补气养血，食疗药膳中常加入红枣补养身体、滋养气血。红枣还有养血安神的作用，对于产后抑郁、心神不宁等都有很好的缓解功效。

莲藕

莲藕能健脾开胃，益血补心，故主补五脏，有消食、止泻、生肌的功效。莲藕中维生素 C 和膳食纤维比较丰富。在根茎类食物中，莲藕含铁量较高，对产后缺铁性贫血的新妈妈大有帮助。莲藕性偏凉，故产后不宜过早食用，一般产后 1~2 周再吃莲藕可以祛瘀。

核桃

核桃中的磷脂，对脑神经有良好的保健作用；核桃油含有不饱和脂肪酸，有预防动脉硬化的功效；核桃仁中含有锌、锰、铬等人体不可缺少的矿物质，有补血养气、补肾填精、止咳平喘、润燥通便等良好功效。核桃与芝麻、莲子同时食用，能补心健脑，还能治盗汗。生吃核桃与桂圆肉、山楂，能改善心脏功能。

中药食材

当归

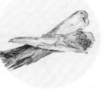

当归能抑制子宫平滑肌收缩，而其水溶性非挥发性物质，则能使子宫平滑肌兴奋。

当归对子宫的作用取决于子宫的功能状态，而呈双向调节作用。当归有抗血小板凝集和抗血栓作用，能促进血红蛋白及红细胞的生成。当归可补血活血，调经止痛，润肠通便。

川芎

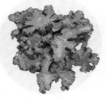

川芎为妇科要药，功能是活血行气，祛风止痛，开郁调经。不论风寒、风热、气虚、血虚、血瘀头痛，只要配伍得当，均可应用，如产后因寒凝气滞、血行不畅而致的腹痛，以及肝郁气滞、胸胁胀痛等均可使用川芎。川芎含有一种生物碱以及阿魏酸、挥发油等，有镇痛、镇静等作用，少量使用能加强子宫收缩。应避免此药用量过大、用药时间过长，以免发生不良反应。

黄芪

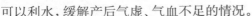

黄芪性微温，味甘，是一味常用的中药，它的主要药理作用是益气固表，可以利水，缓解产后气虚、气血不足的情况。

甘草

甘草味甘性平，可补脾益气，清热解毒，祛痰止咳，缓急止痛，调和诸药。可用于产后脾胃虚弱、倦怠乏力、心悸气短等。

益母草

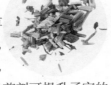

别名坤草，是一种草本植物。味苦辛，性微寒，可祛瘀生新，活血调经，利尿消肿。益母草浸膏及煎剂可提升子宫的兴奋性，能增强其收缩力。

枸杞子

枸杞子含有多种氨基酸、矿物质、维生素、牛磺酸、生物碱、挥发油等化学成分，具有滋补肝肾，益精明目的功效，其主要有效成分为枸杞多糖，有调节人体免疫功能、清除机体自由基、维护肾气旺盛等功效。

月子里食补的窍门

辨清体质，合理食补

产后新妈妈调补身体，讲究辨证论治，对体质的辨别是其中重要的一项。应该根据新妈妈的体质属性，进行合理的食补。

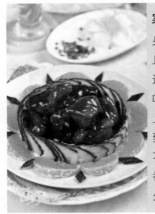

寒性体质

身体表现： 面色苍白，怕冷或四肢冰冷，口淡不渴，大便稀软，尿量多且色淡，舌苔白，易感冒。

适用食物： 这种体质的新妈妈肠胃虚寒、手脚冰冷、气血循环不良，应吃较为温补的食物，如麻油鸡、四物汤、四物鸡或十全大补汤等，原则上不能太油，以免腹泻。食用温补的食物或药补可促进血液循环，达到气血双补的目的。

不宜多吃： 寒凉蔬果，如西瓜、木瓜、葡萄柚、柚子、梨子、杨桃、橘子、番茄、香瓜、哈密瓜等。

少量食用： 荔枝、桂圆、苹果、草莓、樱桃等。

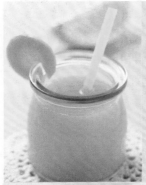

中性体质

身体表现： 不热不寒，不特别口干，无特殊常发作的疾病。

适用食物： 这种体质的新妈妈饮食上较容易选择，可以食补与药补交替食用，如果补了之后有口干、口苦或长痘疮等症状，就暂停药补，吃些降火的蔬菜，也可喝少量常温的纯橙汁或纯葡萄汁。

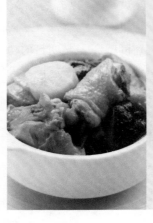

热性体质

身体表现： 面红目赤，怕热，四肢或手足心热，口干或口苦，大便干硬或便秘，尿量少而色黄，舌苔黄或干，舌质红赤，易口破，皮肤易长痘疮。

适用食物： 这种体质的新妈妈不宜多吃油腻、热性、味重的食物。宜用清淡食物来滋补，如山药鸡、黑糯米、鱼汤、排骨汤等，蔬菜类可选丝瓜、冬瓜、莲藕等，或吃青菜豆腐汤以降低火气。腰酸的新妈妈食用少量炒杜仲煮猪腰汤即可，本汤性味偏温，少量食用不会上火。

不宜多吃： 荔枝、桂圆、榴莲等。

少量食用： 橙子、草莓、葡萄等。

月子饮食有宜忌

坐月子期间，新妈妈的饮食大有讲究，基本上以均衡、营养、避生冷，以及精、杂、稀、软为原则。

荤素兼备够营养

新妈妈经过怀孕、生产，身体已经很虚弱，这个时候需要加强营养。但这并不意味着要猛吃鸡肉、鸭肉、鱼肉和各种保健品。荤素兼备、合理搭配才是月子期间的饮食之道。

水分摄取要适量

如果新妈妈每天摄取的水分不足，不但无法让体重减轻，还可能造成乳汁分泌减少，温开水、豆浆、牛奶、汤、粥等都会是很好的补充。

不吃生冷的食物

从医学的角度来说，由于生产消耗大量体力，生产后体内激素水平大幅改变，宝宝和胎盘的娩出，都使得新妈妈身体代谢水平降低，体质大多从内热转变为虚寒。因此产后宜温补，过于生冷的食物不宜多吃，如冷饮、冷菜、凉拌菜等都要避免食用，从冰箱里拿出来的水果需放置室温后食用，菜最好温热过再吃。一些凉拌的菜未经高温消毒，产后新妈妈的体质较弱，抵抗力差，容易引起肠胃炎等消化道疾病。一些寒性的水果，如西瓜、梨等同样不宜多吃。

稀：水分多一些

乳汁分泌是产后新妈妈需要增加饮水量的原因之一。月子里的新妈妈大多出汗较多，体表的水分挥发也大于平时。因此，饮食中的水分可以多一点，如多喝汤、牛奶、粥等。

杂：食物品种多样化

产后饮食有讲究，荤素搭配很重要。进食的品种越丰富，营养才平衡和全面。除了拒绝对身体无益的，以及吃后可能会过敏的食物外，荤素的品种应尽量丰富多样。

软：烹饪方式以细软为主

饭要煮得软一点，少吃油炸的食物，少吃坚硬的、带壳的食物。产后由于体力透支，很多新妈妈会有牙齿松动的情况，过硬的食物一方面对牙齿不好，另一方面也不利于消化吸收。

只要饮食合理，身体没什么大碍，就用不着刻意服用一些保健品。按时进餐，科学进补是能够满足月子里新妈妈的营养需要的。

精：量不宜多

产后过量的饮食，让新妈妈体重增加，且对于产后的恢复并无益处。如果是母乳喂养，宝宝需要的乳汁很多，食量可以比孕期稍增，最多增加 1/5 的量；如果乳汁正好够宝宝吃，则与孕期等量；如果没有奶水或是不能母乳喂养的新妈妈，食量和非孕期差不多就可以。

月子餐烹饪的 5 大秘诀

1. 选料要得当

选料是制好进补鲜汤的关键所在。用于给产后新妈妈进补的原料，通常为动物性原料，如鸡肉、鸭肉、猪瘦肉、猪蹄、猪骨、鱼类等。这类食品含有丰富的蛋白质等营养物质，肉中有能溶解于水的含氮浸出物，是汤鲜味的主要来源。

2. 搭配有讲究

许多食物已有固定的搭配模式，可以使营养素起到互补作用，即餐桌上的黄金搭配。比如，煲鲤鱼汤时，不妨加入花生、红小豆等，可以使鲤鱼的蛋白质价值发挥得更好；海带炖肉汤，肉与海带能起到组合效应，促进营养吸收。另外为使汤的口味纯正，一般不用多种动物食材同煮。

3. 火候要适宜

煲汤时食物温度应该长时间维持在 85~100℃，因此，煲汤火候的要诀是大火烧沸，小火慢炖。这样可使食物蛋白质浸出物等鲜香物质尽可能地溶解出来，使汤不油腻且浓醇。

鱼汤的最佳熬制时间在 1 小时左右，鸡汤、排骨汤一般在 1~2 小时，在汤中加蔬菜应随放随吃，以减少维生素 C 及 B 族维生素的破坏，且水面要没过蔬菜以和空气隔离，从而减少营养损失。

4. 放料有学问

产后不宜进食辛辣、味重的食物，诸如辣椒、鸡精、胡椒、葱、蒜之类应尽量少用。此外，要注意调味料的投放顺序，盐应该最后放，因为盐会使原料中的水分排出、蛋白质凝固，有碍鲜味成分的扩散。

产后不宜吃胡椒，尤其是哺乳妈妈，以免引起宝宝上火。

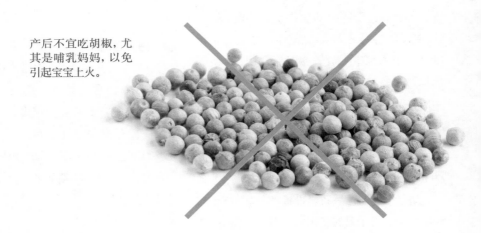

5. 小调料，大功效

• 红糖

红糖味甘性温，具有益气补血、健脾暖胃、缓中止痛、活血化瘀的作用。红糖中所含的葡萄糖、果糖等多种单糖和多糖类能量物质，可加速皮肤细胞的代谢，为细胞提供能量。产后的新妈妈应适当补充些红糖。

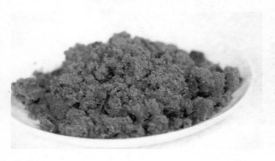

• 蜂蜜

蜂蜜中的主要成分果糖和葡萄糖，均为人体能直接吸收的单糖，具有迅速恢复体力、解除疲劳的作用。而且，蜂蜜中的 B 族维生素较多，能促进体内脂肪转化为能量，是产后新妈妈解除疲劳及瘦身的好选择。

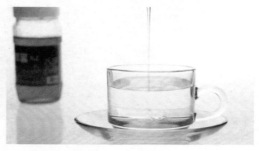

• 盐

盐是身体当中不可或缺的物质之一，少了它，就会浑身乏力。尤其是产后的新妈妈大量出汗，需要适当补充点盐，帮助身体恢复。

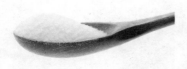

• 醪糟

醪糟富含碳水化合物、蛋白质、B 族维生素、矿物质等营养物质，酒精含量较低，滋补性较强。醪糟可活血行经，散结消肿，适宜产后乳汁不畅、肾虚腰疼的新妈妈食用。

• 生姜

生姜性温味辛，具有辛温宣散、发汗解表、温中止呕、祛风散寒、温肺止咳的功效。生姜用于烹饪，可以去腥膻，增加食物的鲜味。温中散寒的生姜，还可以帮助新妈妈预防感冒。

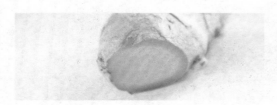

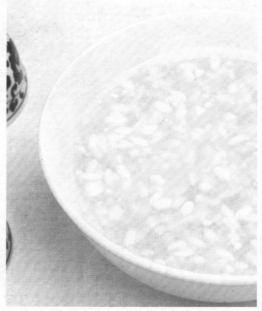

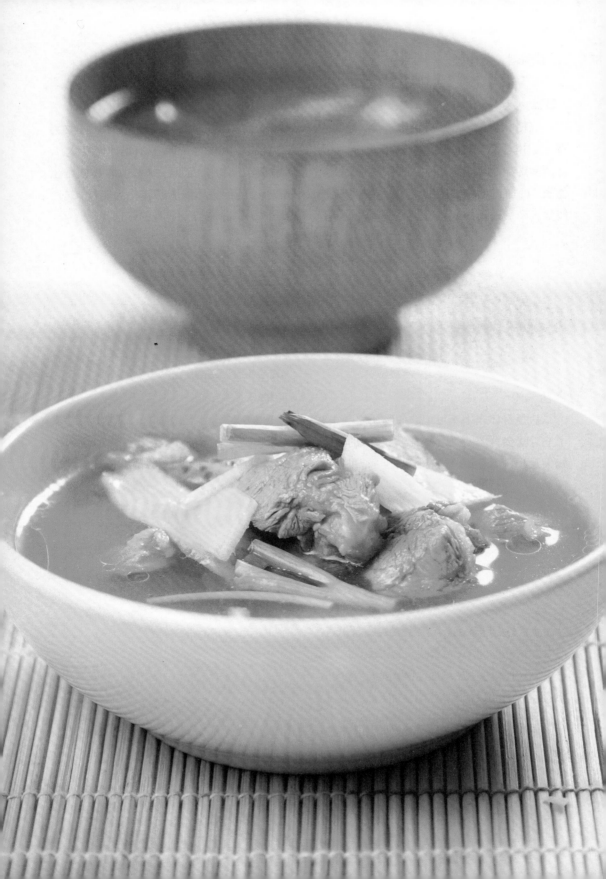

生产当天这样吃

生产过后，新妈妈会感到饥肠辘辘，产后当天不要吃太油腻的食物，可适量吃些容易消化又没有刺激的食物。饭后应好好地睡上一觉，以睡到自然醒为佳，以恢复生产时严重消耗的体力。剖宫产的新妈妈则应在 36 小时内排气以后才能吃东西。

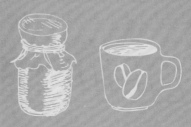

临产前吃什么

生产是一项重体力活，准妈妈的身体、精神都经历着巨大的能量消耗。因此生产前的饮食很重要，饮食安排得当，除了能补充身体的需要外，还能增加产力，促进产程的发展，帮助准妈妈顺利生产。

临盆早期：半流食

临盆早期是漫长的前奏，为进产房前8~12小时，由于时间比较长，准妈妈的睡眠、休息、饮食都会由于阵痛而受到影响。为了确保有足够的精力完成生产，准妈妈应尽量进食，以半流质或软烂的食物为主，如鸡蛋面、蛋糕、面包、粥等。

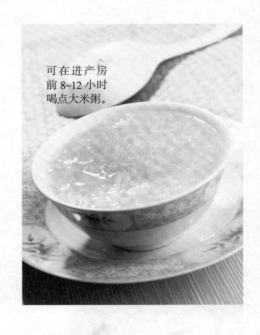
可在进产房前8~12小时喝点大米粥。

临产活跃期：流食

子宫收缩频繁，疼痛加剧，消耗增加，此时准妈妈应尽量在宫缩间歇摄入一些果汁、藕粉、红糖水等流质食物，以补充体力，帮助胎儿的娩出。身体需要的水分可由果汁、糖水及白开水补充，注意既不可过于饥渴，也不能暴饮暴食。

临产前：忌食油腻

临产前，由于阵阵发作的宫缩痛，准妈妈应学会在宫缩间歇期进食的"灵活战术"，选择能够快速消化、吸收的碳水化合物或淀粉类食物，以快速补充体力。

由于宫缩的干扰及睡眠不足，产妇胃肠道消化能力降低，食物从胃排到肠里的时间（胃排空时间）由平时的4小时增加至6小时左右。因此，不要吃不容易消化的油炸或肥肉类等油性大的食物。

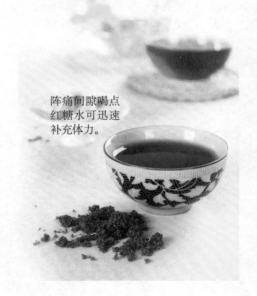
阵痛间隙喝点红糖水可迅速补充体力。

黄芪羊肉汤：经典助产

推荐容器：砂锅

备　　料：羊肉 200 克，黄芪 15 克，红枣 8 颗，姜片、盐各适量。

做　　法：

1. 将羊肉洗净，切成 3 厘米见方的小块，放在沸水锅中略煮一下去掉血沫，捞出备用。

2. 红枣洗净备用。

3. 将羊肉块、黄芪、红枣、姜片一同放入锅内，加清水，以大火煮沸。

4. 转小火慢炖至羊肉软烂。

5. 出锅前加入盐调味即可。

营养功效

在临产前，准妈妈可以适量食用些黄芪羊肉汤，能够补充体力，有利于顺利生产，同时还有安神、消除疲劳的作用。

黄芪还可防止产后气虚性恶露不净。

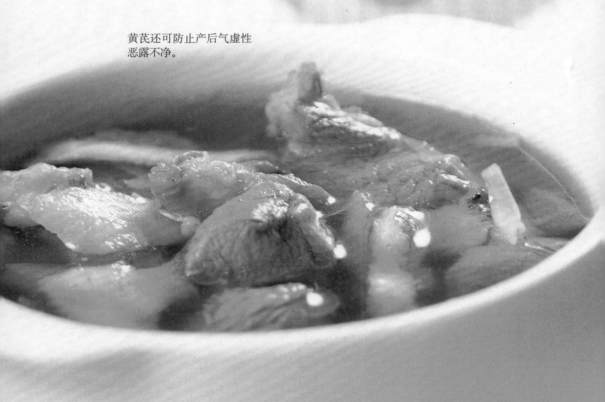

实施剖宫产的情况

准妈妈实施剖宫产一般有两种情况：在怀孕的过程中计划实施剖宫产和在生产过程中决定实施剖宫产。如果是有计划地实施剖宫产，一般会在妊娠 37 周以后实施手术，这时子宫还没有开始收缩，手术会比较容易实施。当然，在经过试产后，自然生产过程中遇到困难，也需要实施剖宫产手术。

产前提前住院检查

一旦决定剖宫产，产前一定要加强营养，多吃新鲜的水果、蔬菜、蛋、奶、瘦肉、肉皮等富含维生素 C、维生素 E 和人体必需氨基酸的食物，可以促进血液循环，改善代谢功能。忌吃辣椒、葱、蒜等刺激性食物，以防引起皮肤刺痒。

一些慢性病，如营养不良、贫血、糖尿病等都不利于伤口的愈合，却容易导致瘢痕的产生，因此产前都要积极治疗。

剖宫产前要禁食

如果是有计划实施剖宫产，手术前要做一系列检查，以确定准妈妈和胎宝宝的健康状况。手术前一天，晚餐要清淡，午夜 12 点以后不要吃东西，以保证肠道清洁，减少术中感染。手术前 6~8 小时不要喝水，以免麻醉后呕吐，引起误吸。手术前注意保持身体健康，避免患上呼吸道感染、感冒等发热的疾病。

剖宫产前不宜滥用高级滋补品

剖宫产前不宜滥用高级滋补品，如高丽参、洋参等。因为参类具有强心作用，容易使准妈妈过于兴奋。

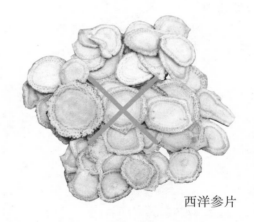

西洋参片

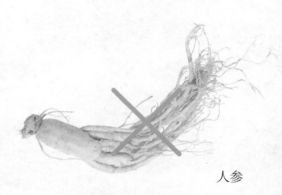

人参

参类会使准妈妈的情绪比较兴奋，影响剖宫产的进行。

产后 第1餐

　　刚刚生产完毕的新妈妈，处于调节自己的身体、提高身体免疫力的阶段，同时还要将体内的营养通过乳汁输送给宝宝，因此营养需要比怀孕时还要多，必须加强饮食调养。产后应合理安排膳食，多吃营养丰富易消化的食物，补充足够的热量、蛋白质、维生素。

新妈妈的营养需求：关键第一口

　　如果是正常生产，没有什么特殊情况的话，稍事休息后新妈妈就可以进食了。产后的第一餐应首选易消化、营养丰富的流质食物，等到第二天就可以吃一些软食或普通饭菜了。

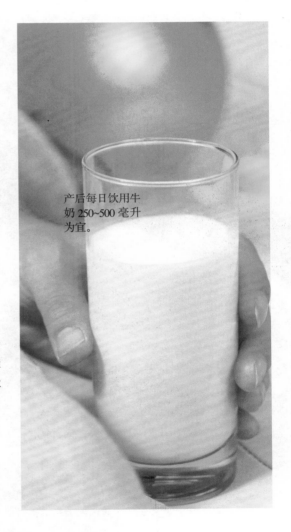

产后每日饮用牛奶250~500毫升为宜。

补充铁质

　　新妈妈在生产时，由于精力和体力消耗非常大，加之失血，产后还要哺乳，因此需要补充大量铁质。花生红枣小米粥非常适合产后第一餐食用，不仅能活血化瘀，还能补血，并促进产后恶露排出。

适量摄入牛奶和汤类

　　生产时不仅失血较多，也会因流汗损失大量体液，因而在补铁的同时，可以适当喝一杯温热的牛奶，或一碗鸡蛋蔬菜汤。

不可忽视小米的营养

　　小米熬粥营养丰富，有"代参汤"之美称。产后多吃些小米，能帮助新妈妈恢复体力，并刺激肠蠕动，增加食欲。

花生红枣小米粥：补虚补血

推荐容器：砂锅

备　　料：小米 100 克，花生仁 50 克，红枣 6 颗。

做　　法：

1. 将小米、花生仁用清水洗净，浸泡 30 分钟，备用。
2. 红枣洗净，备用。
3. 小米、花生仁、红枣一同放入砂锅中，加清水以大火煮沸，转小火将小米、花生煮至完全熟透后即可。

营养功效

将花生与红枣配合食用，既可补虚，又能补血，可以使产后新妈妈虚寒的体质得到调养，帮助恢复体力。

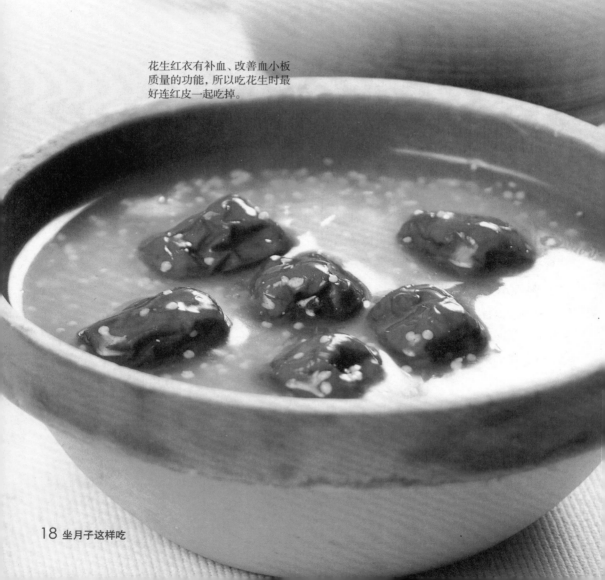

花生红衣有补血、改善血小板质量的功能，所以吃花生时最好连红皮一起吃掉。

给剖宫产妈妈的特别建议

术后6小时内应禁食

剖宫产手术，由于肠管受到刺激而使肠道功能受损，肠蠕动减慢，肠腔内有积气，术后易有腹胀感。剖宫产术后6小时内应禁食，待6小时后，可以喝一点温开水，刺激肠道蠕动，等到排气后，才可进食。刚开始进食的时候，应选择流质食物，然后由软质食物向固体食物渐进。

饮食有别

剖宫产与正常生产相比，新妈妈身体上发生了明显的变化：子宫受到创伤；手术中失血，影响了子宫复原；术后禁食，身体活动少，使子宫入盆延迟，恶露持续时间延长；术中创伤，使新妈妈精神疲惫，脑垂体分泌催乳素不足，影响乳汁正常分泌等。剖宫产的妈妈，更应该注意调养身心。

剖宫产因有伤口，同时产后腹内压突然减轻，腹肌松弛、肠道蠕动缓慢，易有便秘倾向，所以饮食的安排应与顺产的新妈妈有差别。

少吃易产气食物

开始进食时宜食用促进排气的食物，如萝卜汤等，以增强肠蠕动，促进排气，减少腹胀，使大小便通畅。易发酵产气多的食物，如糖类、黄豆、豆浆、淀粉类等，要少吃或不吃，以防腹胀。

流食为主

新妈妈大量排气后，饮食可由流质改为半流质，如蛋汤、粥、面条等，可根据新妈妈的体质而定，饮食逐渐恢复到正常。应禁止过早食用鸡汤、鲫鱼汤等油腻肉类汤和催乳食物。

蛋白质等利于伤口愈合

剖宫产后伤口的愈合快慢也跟饮食有着重要的关系，此时新妈妈应该加强营养，多吃一些促进伤口愈合的食物。

蛋白质能促进伤口愈合，减少感染机会。含蛋白质丰富的食物有各种瘦肉、牛奶、蛋类等。

维生素A能够促进伤口愈合，主要存在于鱼肉、胡萝卜、番茄等食物中。

维生素C可以促进伤口愈合，主要存在于多种蔬菜、水果中。

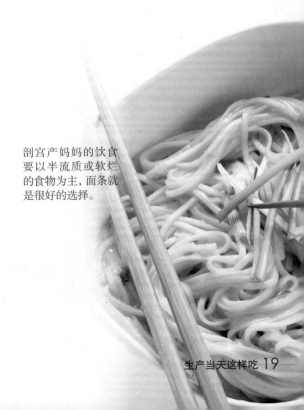

剖宫产妈妈的饮食要以半流质或软烂的食物为主，面条就是很好的选择。

产后 第2餐

新妈妈产后一项重要的工作，就是给宝宝进行第一次喂奶，第一次的母乳喂养对于新妈妈和宝宝来说都是非常重要和关键的。开奶越早、喂奶越勤，乳汁分泌就越多。早开奶有利于较快建立良好的母婴感情，有利于产后早期活动，便于恶露排出、子宫复原和恢复苗条体形。同时增加热量的摄入，也是新妈妈产后哺乳的需要。

新妈妈的营养需求：补充能量

食物要松软、可口

产后第2餐，仅仅是要帮助新妈妈补充生产时所消耗的能量，所以食物要松软、可口，易消化、好吸收。

很多新妈妈产后会有牙齿松动的情况，过硬的食物一方面对牙齿不好，另一方面也不利于消化吸收。因此，产后第2餐的饭要煮得软一些，不要吃油炸或坚硬带壳的食物。

不要太急着喝催乳汤

新妈妈大多乳腺管还未完全通畅，产后前两三天不要太急着喝催奶的汤，不然涨奶期可能会痛得想哭，也容易得乳腺炎等疾病。而且胃肠功能还没有完全恢复，快速进补会使得产后妈妈"虚不胜补"，反而会给身体增加负担。

适量进食鸡蛋

如果产后对第1餐的消化和吸收比较好，第2餐便可开始进食鸡蛋。鸡蛋含有大量的蛋白质，而且是优质蛋白质，消化利用率高，对修补身体有很大好处；鸡蛋还含有丰富的维生素以及铁、锌、硒、卵磷脂等，这些物质都是产后所需要的，对修补身体的创伤和喂养宝宝是必不可少的。

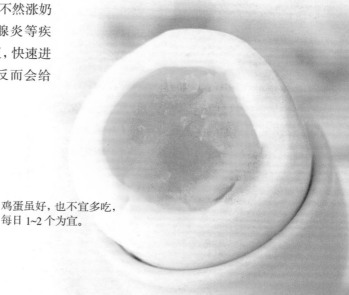

鸡蛋虽好，也不宜多吃，每日1~2个为宜。

紫菜鸡蛋汤：滋补体力

推荐容器： 不锈钢锅

备　　料： 鸡蛋2个，紫菜3张，虾皮5克，葱花、盐、香油各适量。

做　　法：

1. 先将紫菜切（撕）成片状，备用。
2. 鸡蛋打匀成蛋液，在蛋液里放一点点盐，然后再将其打匀，备用。
3. 锅里倒入清水，待水煮沸后放入虾皮略煮，再把鸡蛋液倒进去搅拌成蛋花。
4. 放入紫菜，中火再继续煮3分钟。
5. 出锅前放入盐调味，撒上葱花、淋上香油即可。

营养功效

紫菜中丰富的胆碱成分，有增强记忆的作用；由于含有一定量的甘露醇，故紫菜还有很好的利尿作用，可作为消除水肿的辅助食品；紫菜中含丰富的钙、铁元素，是产后贫血妈妈的滋补良品。鸡蛋富含的营养有助于新妈妈恢复体力。

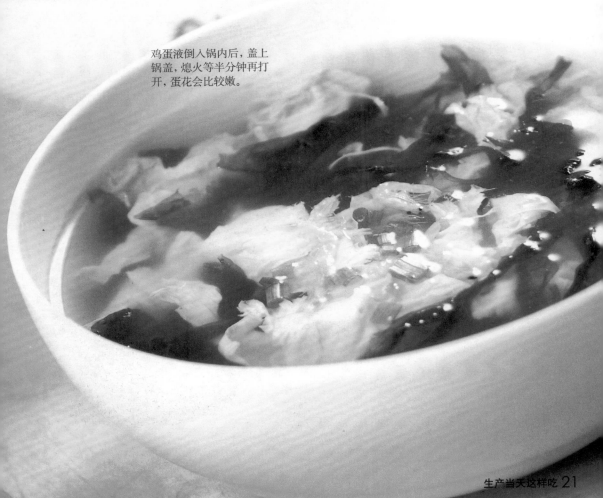

鸡蛋液倒入锅内后，盖上锅盖，熄火等半分钟再打开，蛋花会比较嫩。

卧床休息

无论局麻还是全麻的剖宫产新妈妈,术后都应卧床休息,每隔6~8小时在护理人员的帮助下翻一次身,以免局部压出褥疮。放置于伤口的沙袋一定要持续压迫6小时,以减少和预防刀口及深层组织渗血。另外,应保持环境安静、清洁。

不宜长时间平卧

手术后麻醉药作用消失,伤口感到疼痛,而平卧位对子宫收缩的疼痛是较敏感的,产后6小时后可变换睡卧姿势。宜采取侧卧位,使身体和床呈20°~30°,可将被子或毛毯垫在背后,以减轻身体移动时对伤口的震动和牵拉。

不宜过饱

剖宫手术时肠道不免会受到刺激,胃肠道正常功能被抑制,肠蠕动相对减慢。产后如果多食会使肠内代谢物增多,在肠道滞留时间延长,会造成便秘,而且易导致产气增多,腹压增高,不利于康复。

严防感冒

感冒咳嗽可影响伤口愈合,剧咳甚至可造成伤口撕裂,患感冒的新妈妈应及时治疗。另外,要确保腹部切口及会阴部清洁,发痒时不要抓挠,更不要用不洁净的物品擦洗。

及时排便

剖宫产后,由于疼痛致使腹部不敢用力,大小便不能及时排泄,易造成尿潴留和大便秘结,故术后新妈妈应克服心理障碍及时大小便。

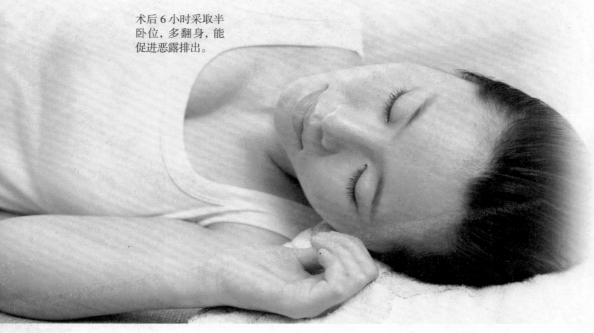

术后6小时采取半卧位,多翻身,能促进恶露排出。

产后 第3餐

　　一般在产后第3天，新妈妈就开始分泌乳汁了，新妈妈应及时补充水分，保证乳汁充足，饮食上要做到营养均衡全面，补充足量的蛋白质、脂肪、维生素等营养素，以提高乳汁的质量，满足宝宝生长发育的需求。

新妈妈的营养需求：补充必需营养素

　　产后的新妈妈身体虚弱，因此需要补充大量营养，其中蛋白质、B族维生素、脂肪酸是不可少的。

蛋白质中的氨基酸

　　富含蛋白质的食物有鱼、肉、豆、蛋、奶类等，这类食物在被身体消化后，会变成小分子的氨基酸。所以，产后的新妈妈一定要多吃一些富含蛋白质的食物，才能让生产时所造成的伤口更快愈合，并尽快恢复体力。一些氨基酸有类似神经递质的特性，有助于减少产后抑郁症的发生。

必需脂肪酸

　　必需脂肪酸是能调整激素、减少发炎反应的营养素，而且是婴儿大脑及神经系统发育必不可少的营养素，所以必需脂肪酸对新妈妈和新生宝宝特别重要。芝麻就含有大量的必需脂肪酸，特别适合产后妈妈食用。

B族维生素

　　五谷类、鱼、肉、豆、蛋、奶类含有较丰富的B族维生素，其功能是帮助身体的能量代谢，也具有加强血液循环的功效，对于产后器官功能的恢复是很有帮助的。

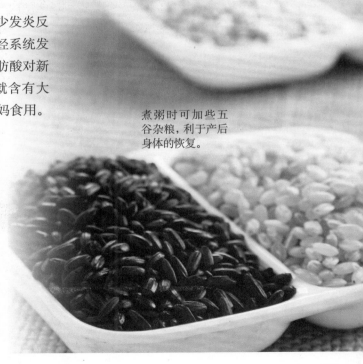

煮粥时可加些五谷杂粮，利于产后身体的恢复。

番茄菠菜面：提升食欲

推荐容器：不锈钢锅

备   料：番茄 100 克，菠菜 50 克，鸡蛋 1 个，切面 100 克，盐适量。

做   法：

1. 鸡蛋打匀成蛋液，菠菜洗净后切成 3 厘米长的段，备用。
2. 番茄用热水烫后，去皮，切成块，备用。
3. 锅中放入植物油，油烧热后，放入番茄块煸出汤汁。
4. 锅内加入清水，烧开后把面条放入，煮至完全熟透。
5. 将蛋液、菠菜段放入锅内，大火再次煮开。
6. 出锅时加盐调味即可。

营养功效

番茄中含有一定量的维生素和膳食纤维，还含有番茄红素（一种较强的抗氧化剂）。软软的面条非常好消化，番茄稍酸的口感，可以帮新妈妈增强食欲。

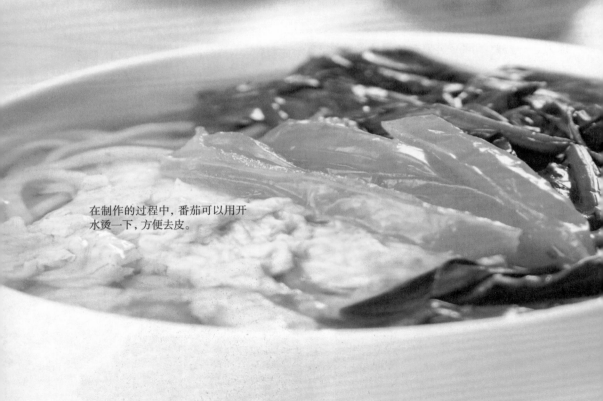

在制作的过程中，番茄可以用开
水烫一下，方便去皮。

给剖宫产妈妈的特别建议

术后及早活动

从剖宫产术后恢复知觉起，就应该进行肢体活动，24 小时后要练习翻身、坐起，并下床慢慢活动。这样能增强肠胃蠕动尽早排气，还可预防肠粘连及血栓形成而引起其他部位的栓塞。

麻醉消失后，上下肢肌肉可做些收放动作，拔出尿管后要尽早下床，动作要循序渐进，先在床上和床边坐一会儿，再下床站一会儿，然后再开始溜达。这样不仅能增加肠胃蠕动，还可预防肠粘连及静脉血栓形成等。

开始下床行走时可能会有点疼痛，但是对恢复消化功能有好处。术后 24 小时，新妈妈可以在家人帮助下，忍住刀口的疼痛，在地上站立一会儿或轻走几步，每天坚持做 3~4 次。实在不能站立，也要在床上坐一会儿，这样也有利于防止内脏器官的粘连。

注意观察 24 小时内出血量

剖宫产时，子宫出血较多，术后 24 小时内应注意阴道出血量，如发现超过正常月经量或阴道排出组织，要及时通知医生。

预防伤口缝线断裂

咳嗽、恶心、呕吐时，应压住伤口两侧，防止缝线断裂。

护理人员还可在新妈妈卧床休息时，给新妈妈轻轻按摩腹部。方法是自上腹部向下按摩，每 2~3 小时按摩一次，每次 10~20 分钟。这不但能促进肠蠕动恢复，还有利于子宫、阴道对残余积血的排空。

导尿管拔出以后，最好能增加饮水量

因为插导尿管本身就可能引起尿道感染，再加上阴道排出的污血很容易污染到尿道，通过多饮水、多排尿，可冲洗尿道，以防泌尿系统感染。

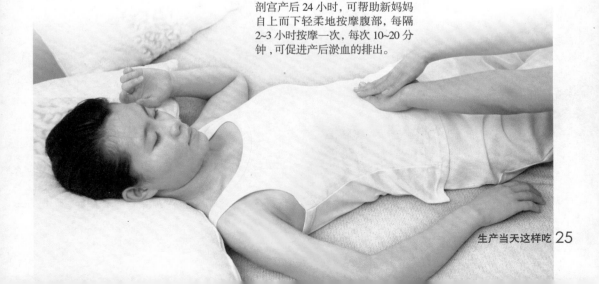

剖宫产后 24 小时，可帮助新妈妈自上而下轻柔地按摩腹部，每隔 2~3 小时按摩一次，每次 10~20 分钟，可促进产后淤血的排出。

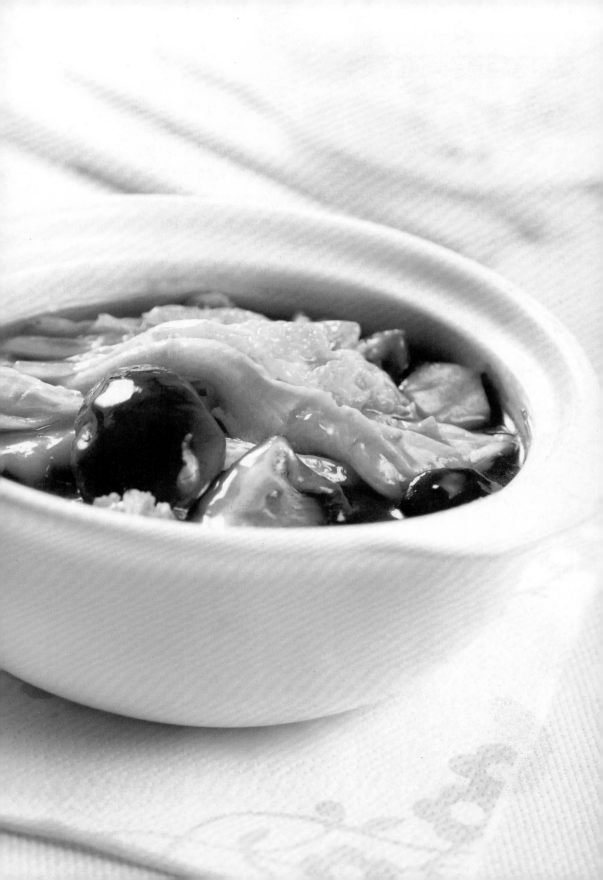

产后第 1 周

　　产后第 1 周的饮食不恰当，可能成为月子病的根源。那么，产后第 1 周该怎么吃，吃什么呢？产后的新妈妈最初几日里会感觉身体虚弱、胃口比较差。可以吃些清淡的荤食，配上时鲜蔬菜，口味清爽营养均衡。此时的饮食重点是开胃而不是滋补，胃口好，才会食之有味，吸收也好。

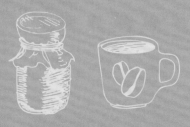

新妈妈的身体变化

乳房

宝宝结扎脐带后的半小时内，他会被送到妈妈面前，小家伙毫不客气地噘起小嘴吸吮乳头，此情此景令妈妈既激动又惊喜。也可能会因为没有乳汁而尴尬，其实，这是很正常的现象，一般来说，1~3 天后新妈妈就会正常分泌乳汁。

胃肠

孕期受到子宫压迫的胃肠终于可以"归位"了，但功能的恢复还需一段时间。产后第 1 周，新妈妈的食欲比较差，家人可要在饮食上多花心思了，多做一些开胃的汤汤水水。

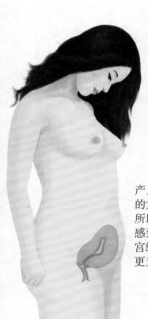

产后的子宫为了恢复原来的大小，需要更有力的回缩，所以在产后一周内新妈妈会感到产后宫缩的疼痛，这种宫缩会在妈妈给宝宝哺乳时更为明显。

子宫

产前胎宝宝温暖的小窝——子宫，在完成自己的使命后，也"功成身退"了。本周，子宫会慢慢地变小，逐日收缩。但要恢复到怀孕前的大小，至少要经过 6 周左右。

伤口及疼痛

千辛万苦、费尽周折生下宝宝之后，恼人的疼痛不会立即消失，尤其是"挨了刀"的新妈妈，缝合部位的疼痛感会更加明显。但再坚持 3~5 天，情况就会有所好转。

恶露

新妈妈会排出类似"月经"的东西（含有血液、少量胎膜及坏死的蜕膜组织），这就是恶露。本周正是新妈妈排恶露的关键期，恶露起初为鲜红色，几天后转为淡红色。

排泄

产后 2~3 天内，新妈妈会有多尿的情况出现，这是因为怀孕后期身体潴留了大量的水分，此时，身体正忙着代谢排出呢。

心理

完成了生产的光荣使命，新妈妈既骄傲又自豪，忙着和身边的人分享自己的经历，也幸福地享受着家人无微不至的照料，对家人非常依赖。但在产后的 2~3 天，抑郁情绪会悄然来袭，喜怒无常、不开心、暗暗流泪等情况都很常见，不必惊慌。

下奶食物别多吃

先别急着下奶

看着嗷嗷待哺的宝宝，再想想空空如也的乳房，多数新妈妈的第一反应就是喝许多大补的汤水。想要哺育宝宝的心情可以理解，但产后立即大补的下奶方法则是大错特错。因为产后新妈妈身体太虚弱，马上进补催乳的高汤，往往会"虚不受补"，反而会导致乳汁分泌不畅。另外，宝宝在出生的头几天内吃得较少，新妈妈如果服催乳品，容易造成奶水太多，进而形成乳疮。

开胃

不论是自然分娩还是剖宫产，产后最初几天，新妈妈似乎对"吃"都提不起兴趣。因为身体虚弱，胃口会非常差。如果大鱼大肉地猛补，只会适得其反。

所以，在产后第1周里，适宜吃比较清淡的饮食，如素汤、和蔬菜一起炒的肉末等，同时多吃橙子、柚子、猕猴桃等有开胃作用的水果。本阶段的重点是开胃而不是滋补，新妈妈胃口好，才能食之有味，吸收才能好。

排恶露

产后第1周也称为新陈代谢周。怀孕时妈妈体内潴留的毒素、多余的水分，以及废血、废水、废气等，都会在这一阶段排出。第1周的饮食要以排毒为先，如果太补了，恶露和毒素会排不干净。

促进伤口愈合

自然生产的新妈妈，伤口愈合只需三四天，而剖宫产妈妈则需约1周。产后营养好，会加速伤口愈合，建议多吃富含优质蛋白和维生素C的食物，以促进组织修复。

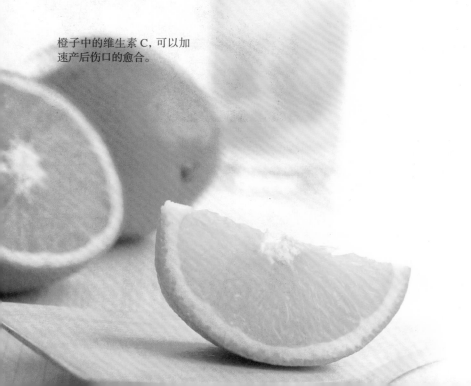

橙子中的维生素C，可以加速产后伤口的愈合。

本周必吃的 7 种食物

鲫鱼：提高子宫收缩能力

恶露的排出与子宫的收缩力密切相关。鱼类，尤其是鲫鱼，富含丰富的蛋白质，可以提高子宫的收缩力。而且，鲫鱼还具有催乳作用，但因第一周，不宜多吃。

推荐补品： 当归鲫鱼汤（见 37 页）

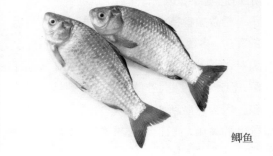

鲫鱼

薏仁：健脾胃利小便

薏仁非常适合产后身体虚弱的新妈妈食用，具有清利湿热、益肺排脓的功效，可帮助子宫恢复，尤其对排恶露效果好。

推荐补品： 薏仁红枣百合汤（见 35 页）

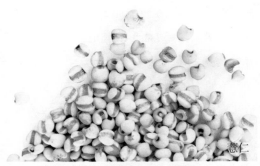

薏仁

香菇：增强免疫力

香菇中含有多种维生素、矿物质和香菇多糖，对提高机体适应力和免疫力效果显著。产后的新妈妈急需加强自己抵御病菌的能力所以应适量食用香菇。

推荐补品： 什菌一品煲（见 33 页）

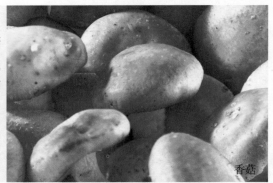

香菇

鸡蛋：补体力防贫血

鸡蛋中的蛋白质和铁含量很丰富，可以帮助新妈妈尽快恢复体力，预防贫血。新妈妈每天吃 1~2 个鸡蛋就足够了。

推荐补品： 紫菜鸡蛋汤（见 21 页）

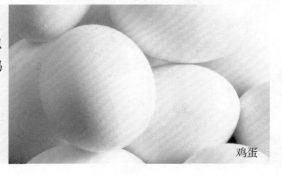

鸡蛋

香油：补气血促排毒

　　香油（亦称麻油）中丰富的不饱和脂肪酸，能够促进子宫收缩和恶露排出，帮助子宫尽快复原，同时还具有软便作用，避免新妈妈发生便秘。

推荐补品：*麻油猪肝汤（见 39 页）*

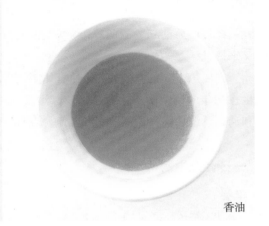

香油

白萝卜：通气助康复

　　白萝卜具有降气、祛痰、止血等功效，剖宫产排气成功后，进食一定量的白萝卜，对伤口恢复和排气都有好处。

推荐补品：*白萝卜蛏子汤（见 83 页）*

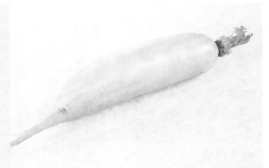

白萝卜

南瓜：清除毒素助生长

　　南瓜内的果胶有很好的吸附性，可以帮助新妈妈清除体内的毒素。南瓜中丰富的锌则可以参与人体内核酸、蛋白质的合成，可促进产后新妈妈身体恢复。

推荐补品：*南瓜虾皮汤（见 130 页）*

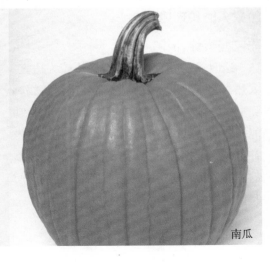

南瓜

第1天：美味滋补，赶走疼痛

顺产妈妈这样补

经过产后前三餐的调养，新妈妈的肠胃舒服多了，本想再稍稍多吃一些，但产后疼痛又来捣乱，食欲依旧较差。

产后第1天的新妈妈，虽然身体亟需养分，但产后疼痛会降低进食的欲望，肠胃功能也在初步的调整中。饮食还是要以清淡为主，适当进食谷类、水果、牛奶等，可改善食欲和消化系统功能，缓解疼痛和不适感，有助于循序渐进地恢复体力。

一日食谱举例

早餐

红糖小米粥1碗，鸡蛋1个

午餐

米饭1小碗，清炒瓜片1份，什菌一品煲适量

下午加餐

生化汤粥1碗

晚餐

千层饼适量，清炒黄豆芽1份，蔬菜营养汤适量

晚上加餐

薏仁红枣百合汤1碗

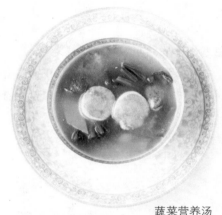

蔬菜营养汤

给家人的护理建议：

先吃些素炖补

这时候的饮食，以清淡温热较为适宜，太热太凉或者过咸的食物都会让新妈妈感到不适。针对这时候新妈妈食欲差、消化功能较弱的特点，最好能给新妈妈饮用一些滋补素汤，如蘑菇汤、蔬菜汤等，既含有丰富的营养，也不过分油腻，对产后疼痛的缓解和伤口的恢复都有一定的好处。

传统与现代对对碰

老人讲：鸡蛋有营养，产后应该多吃些。

新观念：只要适量补充就足够。

专家说：鸡蛋有很高的营养价值，蛋白质含量很高，刚刚生产后的新妈妈，坐月子期间需要滋补身体，常以鸡蛋为主食，但鸡蛋吃得过多不利于蛋白质的吸收，所以并非越多越好。根据国家对孕妇、产妇营养标准规定，每天需要蛋白质100克左右。因此，每天吃1~2个鸡蛋就足够了。

什菌一品煲：缓解疼痛

推荐容器：砂锅

备　　料：猴头菇、草菇、平菇、白菜心各50克，干香菇30克，葱段、盐各适量。

做　　法：

1. 干香菇泡发后洗净，切去蒂部，划出花刀；平菇洗净切去根部；猴头菇和草菇洗净后切开；白菜心掰开成单片。
2. 锅内放入清水或素高汤、葱段，大火烧开。
3. 再放入香菇、草菇、平菇、猴头菌、白菜心，大火烧开，转小火煲20分钟，加盐调味即可。

营养功效

这款素素的什菌汤味道香浓，有利于放松因疼痛而变得异常敏感和紧绷的神经，具有很好的开胃作用，很适合产后虚弱、食欲不佳的新妈妈食用。

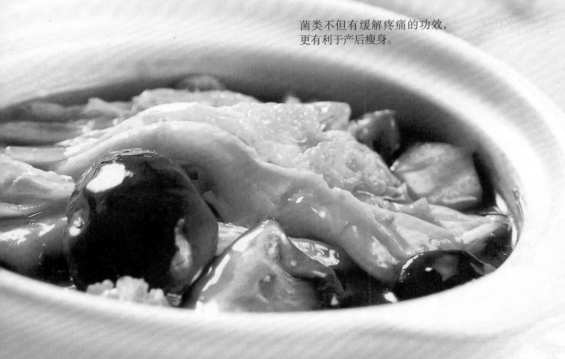

菌类不但有缓解疼痛的功效，
更有利于产后瘦身。

生化汤粥：产后必喝的排毒汤粥

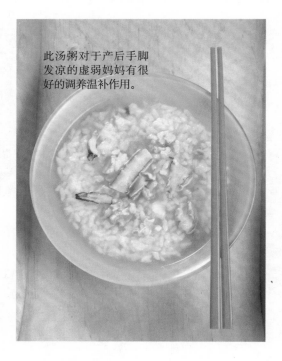

此汤粥对于产后手脚发凉的虚弱妈妈有很好的调养温补作用。

推荐容器：砂锅

备　　料：当归、桃仁各15克，川芎6克，黑姜10克，甘草3克，粳米100克，红糖适量。

做　　法：

1. 粳米淘洗干净，用清水浸泡30分钟，备用。
2. 将当归、桃仁、川芎、黑姜、甘草和水以1:1的比例共同煎煮30分钟，取汁去渣。
3. 将药汁和淘洗干净的粳米熬煮为稀粥，调入红糖即可，温热服用。

营养功效

这款生化汤粥具有活血散寒的功效，可缓解产后血瘀腹痛，恶露不净。对于脸色青白、四肢不温的虚弱妈妈，有很好的调养温补的功效。只有妈妈身体恢复得好，宝宝的成长才有保证。

牛奶红枣粥：提供优质蛋白

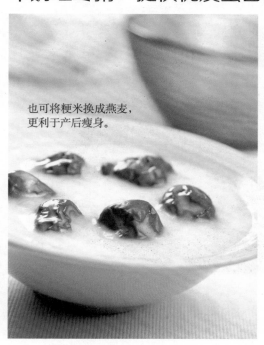

也可将粳米换成燕麦，更利于产后瘦身。

推荐容器：不锈钢锅

备　　料：粳米80克，牛奶200毫升，红枣6颗。

做　　法：

1. 红枣洗净备用。
2. 粳米洗净，用清水浸泡30分钟。
3. 锅内加入清水，将粳米、红枣放入后，大火煮沸，转小火熬30分钟，至粳米绵软。
4. 加入牛奶，小火慢煲至牛奶烧开，粥浓稠即可。

营养功效

牛奶营养丰富，含有蛋白质、维生素和矿物质，特别是含钙较多，钙是促进宝宝骨骼生长的重要元素。红枣则有养血安神，补中益气的功效。

薏仁红枣百合汤：静心补血

推荐容器：砂锅

备　　料：薏仁 100 克，鲜百合 20 克，红枣 10 颗。

做　　法：

1. 将薏仁淘洗干净，放入清水中浸泡 4 小时。

2. 鲜百合洗净，掰成片。

3. 红枣洗净，备用。

4. 将泡好的薏仁和清水一同放入锅内，用大火煮开后，转小火煮 1 小时。

5. 1 小时后，把鲜百合和红枣放入锅内，继续煮 30 分钟即可。

营养功效

薏仁非常适合产后身体虚弱的新妈妈食用，有清利湿热、利小便的功效。百合有镇静和催眠的作用，
妈妈得到充分的休息，宝宝也会睡得安稳踏实。红枣则是天然的补血上品。

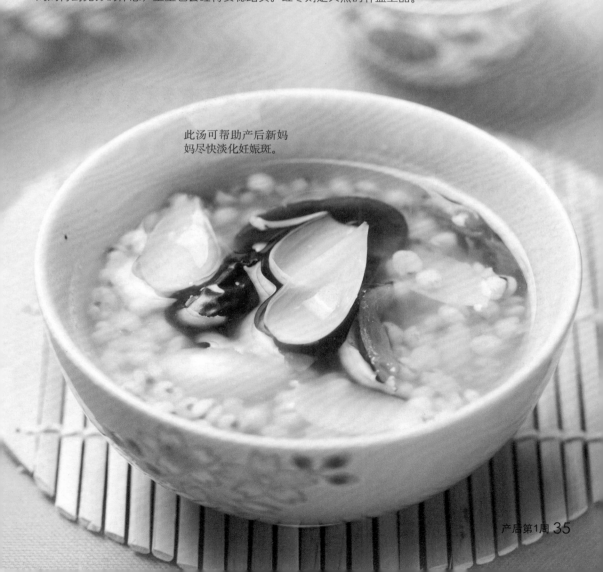

此汤可帮助产后新妈
妈尽快淡化妊娠斑。

剖宫产妈妈这样补

产后第1天，剖宫产妈妈会明显感觉到伤口的疼痛，剧烈的疼痛会影响食欲。由于产后腹内压突然降低，腹肌松弛、肠蠕动缓慢，很可能会有便秘倾向。所以，当天的饮食应选择流质食物或汤水类，如稀粥、米粉、藕粉等。提倡少食多餐，每天可以吃6~8次。

一日食谱举例

早餐

红糖桂圆小米粥1碗

午餐

紫米粥1碗，当归鲫鱼汤适量

上午加餐

胡萝卜粥1碗

晚餐

番茄面片汤适量

晚上加餐

藕粉1碗

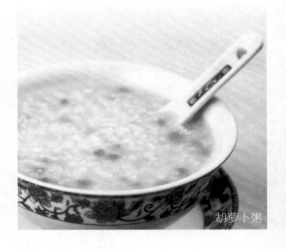
胡萝卜粥

给家人的护理建议：

帮助新妈妈按摩腿部肌肉

剖宫产后的新妈妈需要护理人员的帮助，以更好地哺喂宝宝；多进食一些流质食物如稀饭、热汤等；拔除尿管后尽早小便，试着坐一坐，活动活动下肢，护理人员可帮助新妈妈按摩腿部肌肉。按摩时可使用按摩药膏或精油，两者都可以促进血液循环，相对来说，精油的效果更好一点，同时还有排毒的作用。

传统与现代对对碰

老人讲：生完宝宝总是喊疼，是不是太娇气了。

新观念：让家人知道真实的感受。

专家说：疼痛完全是一种个人感受，受到感受者所受教育的程度、社会地位、种族、地域、以往的经历、家庭的关注程度等诸多因素的影响。一些新妈妈认为如果自己在别人认为不应该疼的时候说疼，是一种娇气的表现，所以只有"忍着"。其实，这样做只能使自己更焦虑、心情更糟，还会影响到宝宝的情绪，因为妈妈与宝宝之间有一种微妙的"互动"情感联系。所以完全不必这样做，不必太顾及别人怎么想，大胆地告诉家人和医生你需要帮助。

当归鲫鱼汤：补血安神

推荐容器：不锈钢锅

备　　料：当归 10 克，鲫鱼 1 尾，盐、葱段各适量。

做　　法：

1. 将鲫鱼洗净，去内脏和鱼鳞，洗的时候要把鱼鳞全部弄干净，鱼肚里也要洗净，免得汤有腥味。
2. 洗好后，在鱼身上涂抹少量盐，腌制 10 分钟。
3. 用清水把当归洗净，整个放进热水中浸泡 30 分钟，然后取出切片。当归切得越薄越好，浸泡的水不要倒掉，用泡过当归的水煲汤。
4. 将鲫鱼与当归一同放入锅内，加入泡过当归的水，炖煮至熟，出锅前加入葱段即可。

营养功效

当归可益气养血，对因手术而损伤元气的新妈妈很有益；鲫鱼汤味美，营养丰富，可提升新妈妈的食欲，而且鲫鱼补血、排恶露、通血脉的功效非常好。剖宫产的妈妈产后需要补充一点高营养的食物，宝宝也可以通过母乳吸收到营养。

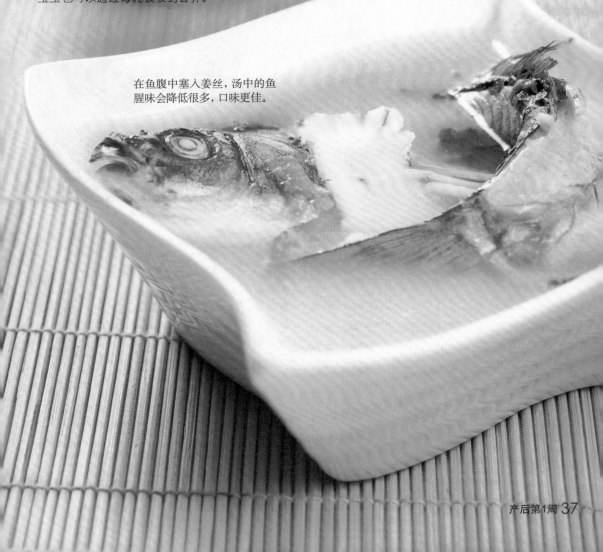

在鱼腹中塞入姜丝，汤中的鱼腥味会降低很多，口味更佳。

第 2 天：恶露增多了

顺产妈妈这样补

产后第 1~4 天内排出的恶露，量多，色鲜红，含血液、蜕膜组织及黏液，稍多于月经量，有时还带有血块，称为血性恶露。第 2 天恶露增多是正常现象，新妈妈不要有太多的心理负担，从而影响正常的饮食和泌乳。

此时多喝红糖水、麻油猪肝汤等补血益气的食品。坚持给宝宝增加喂奶次数，也可帮助子宫收缩，促进恶露排出。

一日食谱举例

早餐

牛奶红枣粥1碗，鸡蛋1个，苹果1个

午餐

米饭1小碗，西芹百合1份，番茄菠菜蛋花汤适量

下午加餐

鲫鱼汤适量

晚餐

红枣莲子糯米粥1碗，番茄菜花1份

晚上加餐

麻油猪肝汤适量

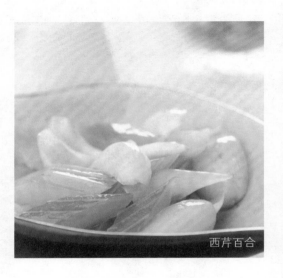

西芹百合

给家人的护理建议：

注意保暖

恶露增多可能会增加一些心理负担，影响食欲和心情。可咨询一下医生此方面的问题，帮助新妈妈度过焦虑的第 2 天。这时候要注意保暖，多吃温补性的、增加造血功能的食物，如红枣莲子糯米粥、阿胶桃仁红枣羹等。

但也不要进补得太厉害，给肠胃增加过多的负荷，只要营养均衡，搭配合理，就可以通过食补达到最终的目的。

传统与现代对对碰

老人讲： 月子里不能过早下床活动。

新观念： 应该及时活动，有利于体力恢复，增加食欲。

专家说： 新妈妈生产时付出很多体力劳动，感到十分疲劳，的确需要好好休息，但长期卧床休息，不活动也有许多坏处。如无特殊情况，顺产的新妈妈产后24小时就可起床下地适当活动了。

起初在护士或家属协助下做些轻微活动即可，以后可逐渐增加活动量。早下床活动可促进宫内积血排出，减少感染的发生，还有利于体力恢复，增加食欲，促进乳汁产生及产后的营养吸收。

麻油猪肝汤：帮助排恶露

推荐容器： 不锈钢锅

备　　料： 猪肝 150 克，香油 20 克，米酒 150 克，姜片 30 克，葱段少许。

做　　法：

1. 猪肝洗净擦干，切成 1 厘米厚的薄片备用。
2. 锅内倒香油，小火加热至油热后加入姜片，煎到浅褐色。
3. 再将猪肝放入锅内大火快速煸炒，煸炒 5 分钟后，将米酒倒入锅中。
4. 米酒煮开后，立即取出猪肝。
5. 米酒用小火煮至完全没有酒味为止，再将猪肝放回锅中，撒上葱段即可。趁热食用。

营养功效

麻油是香油的别称，含丰富的维生素E，具有促进细胞分裂和延缓衰老的功能。香油中含有的亚油酸、棕榈酸等不饱和脂肪酸，容易被人体分解吸收和利用，以促进胆固醇的代谢，并有助于消除动脉血管壁上的沉积物。由小火煎过的香油温和不燥，有促进恶露代谢、增加子宫收缩的功效；猪肝含丰富的维生素B_1及铁。宝宝缺铁易发生缺铁性贫血，从而影响智力发育，妈妈及时补铁可防止宝宝身体内的储铁不足。

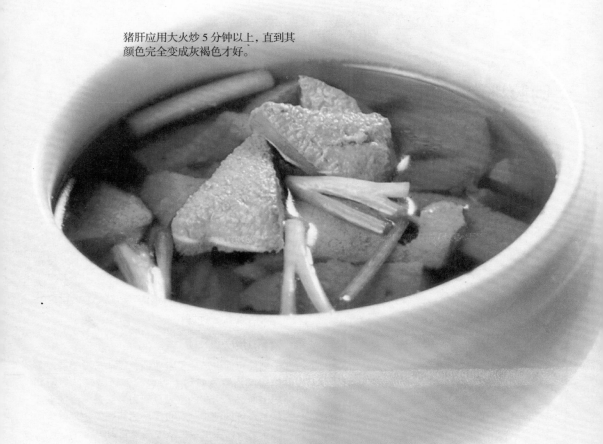

猪肝应用大火炒 5 分钟以上，直到其颜色完全变成灰褐色才好。

红枣莲子糯米粥：补元气健脾胃

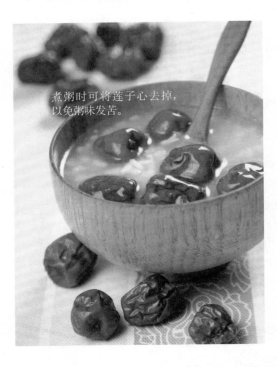

煮粥时可将莲子心去掉，以免粥味发苦。

推荐容器：不锈钢锅

备　料：糯米 100 克，红枣 6 颗，莲子 10 克。

做　法：

1. 将糯米洗净，并加清水浸泡约 1 小时。
2. 红枣洗净，莲子要用温水洗净，备用。
3. 将泡过的糯米连同清水一起放入锅内，再放入红枣和莲子，先以大火煮沸，再转小火煮成黏稠的粥即可。

营养功效

糯米自古就是重要的滋补食物，有健脾益气、调和气血的功效；莲子适合给产后新妈妈滋补元气。

阿胶桃仁红枣羹：强身补气

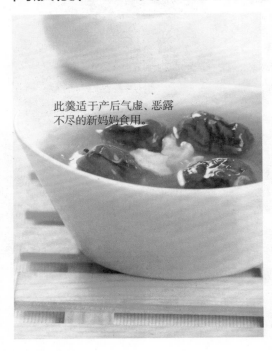

此羹适于产后气虚、恶露不尽的新妈妈食用。

推荐容器：砂锅

备　料：阿胶、核桃仁各 50 克，红枣 10 颗。

做　法：

1. 核桃仁捣烂备用。
2. 红枣洗净，取出枣核后备用。
3. 把阿胶砸成碎块，50 克阿胶需加入 20 毫升的水一同放入瓷碗中，隔水蒸化后备用。
4. 红枣、核桃仁放入砂锅内加清水用小火慢煮 20 分钟。
5. 将蒸化后的阿胶放入锅内，与红枣、核桃仁共同再煮 5 分钟即可。

营养功效

核桃仁可促进产后子宫收缩，对血行障碍有改善作用。阿胶为妇科上等良药，可减轻产后新妈妈出血过多引起的气短、乏力、头晕、心慌等症状。良好的精神状况也是产后新妈妈恢复健康的标志之一，宝宝也会从中感受到妈妈的好心情。

番茄菠菜蛋花汤：提升免疫力助消化

推荐容器： 不锈钢锅

备　　料： 番茄 100 克，菠菜 50 克，鸡蛋 1 个，葱花、盐、香油各适量。

做　　法：

1. 将番茄洗净后切片；菠菜洗净后切成 4 厘米长的段，备用。

2. 鸡蛋打散，备用。

3. 锅中油热后，放入番茄片煸出汤汁，加入适量水烧开。

4. 放入菠菜段、蛋液、盐，再次煮 3 分钟。

5. 出锅时滴入香油即可。

营养功效

番茄不仅有抗氧化的功能，还有提升免疫力的功效，可增强产后新妈妈的抗病能力。妈妈不生病，宝宝才健康。

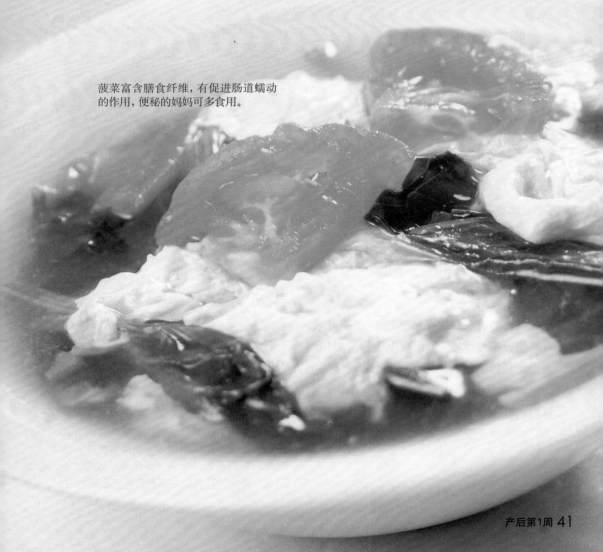

菠菜富含膳食纤维，有促进肠道蠕动的作用，便秘的妈妈可多食用。

剖宫产妈妈这样补

剖宫产新妈妈伤口的疼痛依然在继续，乳房也有些发胀，医生会鼓励新妈妈给宝宝进行喂奶。喂奶加速了子宫的收缩，也带来了阵阵疼痛，恶露排出的比较多，感觉腰使不上劲，酸胀难受，坐一会儿就觉得很累。

刚刚生产的新妈妈，身体抵抗力较弱，稍有差错，就有可能引起伤口感染。因此，一定要悉心呵护伤口，避免给非常忙乱的月子增添更多麻烦。

剖宫产的妈妈应该加强腰肾功能的恢复，多食用羊肉、猪腰、山药、芝麻、栗子、枸杞子、豆类、蔬菜和各种坚果等。要多注意休息，不要长时间抱宝宝，一次喂奶的时间不要太长，避免久坐。

一日食谱举例

早餐

山药粥1碗，香蕉1根

午餐

小米饭1碗，清炒菠菜1份，当归生姜羊肉煲适量

下午加餐

芹菜蛋羹1碗

晚餐

馒头半个，炒猪腰1份，番茄菠菜蛋花汤适量

晚上加餐

红小豆酒酿蛋1碗

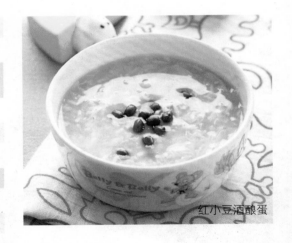

红小豆酒酿蛋

给家人的护理建议：

防止腹部缝线断裂

剖宫产的新妈妈在咳嗽、恶心、呕吐时，容易使腹部缝线断裂，出现上述情况时护理人员要帮助新妈妈用手压住伤口两侧，以免伤口裂开。术后第二天仍需要输液，注意给新妈妈补充水分，增加高热量的饮食。

传统与现代对对碰

老人讲：剖宫产后的前几天没有母乳，就不要频繁地喂宝宝了。

新观念：多让宝宝尝试，新妈妈也可以增加些经验，还可以促进泌乳。

专家说：剖宫产，特别是没有任何临产征兆就实施手术的新妈妈，更要坚持让宝宝早吸吮，以便尽早开奶。就算奶水不足，也要让宝宝先吸母乳再喂配方奶。泌乳的早晚不会影响产奶量的多少，但早接触、早吸吮能达到早哺乳的目的。宝宝的吸吮让新妈妈的身体得到需要乳汁的指令，自然可以促进乳汁分泌。要保持足够的信心，相信每个新妈妈都有能力喂养好自己心爱的宝宝。

当归生姜羊肉煲：驱寒补血

推荐容器：砂锅

备　　料：羊肉400克，当归2克，生姜30克，葱段、盐各适量。

做　　法：

1. 羊肉洗净、切块，用热水烫过，去掉血沫，沥干备用。

2. 生姜用清水洗净，切片备用。

3. 当归洗净，在热水中浸泡30分钟，然后切薄片，浸泡的水不要倒掉，用泡过当归的水煲汤，营养才不会流失。

4. 将羊肉块放入锅内，加入生姜片、当归、葱段和泡过当归的水，小火煲2小时。

5. 出锅前加盐调味即可。

营养功效

当归味甘、微辛，性温，气香味浓，入心、肝、脾三经，有补血调经、活血止痛、润肠通便的作用。可治疗产后恶露不尽、血瘀腹痛，对产后身体有较好的调理作用。

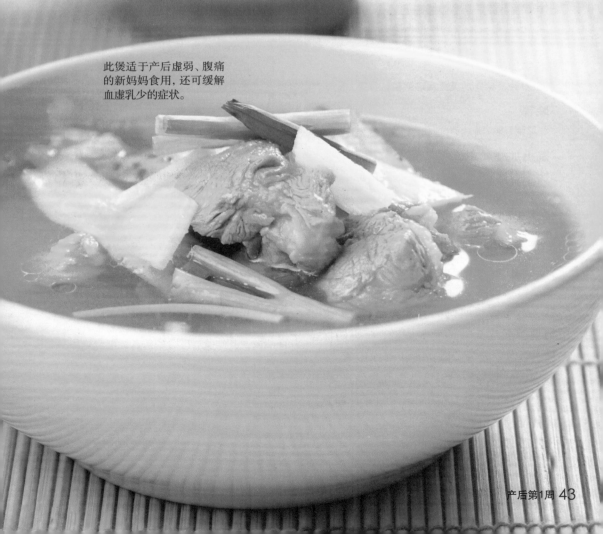

此煲适于产后虚弱、腹痛的新妈妈食用，还可缓解血虚乳少的症状。

第3天: 开始分泌乳汁

顺产妈妈这样补

产后第3天开始分泌乳汁了。充足乳汁的来源要靠妈妈的营养摄入，因此顺产的新妈妈应多吃营养丰富的食物和多喝一些滋补的汤类，以促进乳汁分泌量和提高乳汁质量，满足宝宝身体发育的需要。

当新妈妈的身体做好哺乳的准备时，膨胀的血管和充足的乳汁，可能会暂时使其乳房感到疼痛、肿胀。最初的几天新妈妈要经常给宝宝喂奶，会有助于缓解这些不适感。

一日食谱举例

早餐

芝麻烧饼1个，豆浆莴笋汤1碗，苹果1个

午餐

小米饭1碗，土豆炖牛腩1份，珍珠三鲜汤适量

下午加餐

面包1片，猪排炖黄豆芽汤适量，香蕉1根

晚餐

红薯粥1碗，清炒苋菜1份

晚上加餐

什锦面1碗

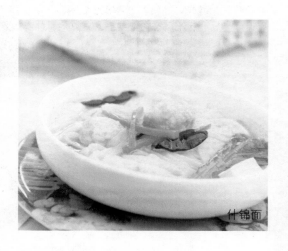

什锦面

给家人的护理建议:

保证足够的睡眠时间

乳汁分泌的多少与吸吮刺激有关，另外还与精神状态、睡眠质量、营养供给有直接关系。要想妈妈的乳汁充足，让宝宝尽情地享受这天然的营养资源，新妈妈保持精神愉快、充分睡眠也是重要的因素之一。护理人员要为新妈妈提供良好的休息环境，确保睡眠时间每天在8小时以上，让新妈妈轻松度过在医院的产后时光。

传统与现代对对碰

老人讲: 小米粥有营养，产后可以只喝小米粥养胃补身体。

新观念: 光喝小米粥没有营养，要全面补充营养。

专家说: 小米粥是很有营养，特别是在月子期间，但是也不能只以小米粥为主食，而忽视了其他营养成分的摄入。刚分娩后的几天可以以小米粥等流质食物为主，当新妈妈的胃肠功能恢复之后，就需要及时均衡地补充多种营养成分了。

猪排炖黄豆芽汤：辅助催乳

推荐容器：砂锅

备　　料：猪小排骨 250 克，鲜黄豆芽 100 克，葱段、姜片、盐各适量。

做　　法：

1. 将猪小排骨洗净后，斩成 4 厘米长的段，放入沸水中焯去血沫。

2. 砂锅内放入热水（热水炖小排骨不会使肉质变得太硬），将处理过的小排骨、葱段、姜片一同放入锅内，小火炖 1 小时。

3. 1 小时后，将黄豆芽放入，用大火煮沸，再用小火炖 15 分钟。

4. 放入适量盐调味，拣出葱段、姜片即可。

5. 汤炖好后可以将黄豆芽捞出不食用。

营养功效

猪小排骨为滋补强壮、养生催乳的佳品。可缓解产后新妈妈频繁喂奶的疲劳。

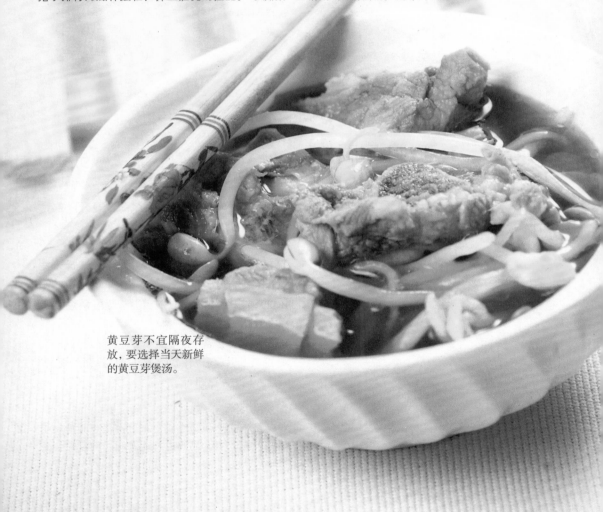

黄豆芽不宜隔夜存放，要选择当天新鲜的黄豆芽煲汤。

红薯粥：润肠通便

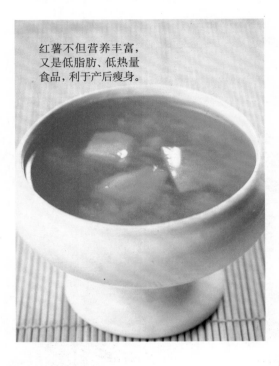

红薯不但营养丰富，又是低脂肪、低热量食品，利于产后瘦身。

推荐容器：砂锅

备　　料：新鲜红薯100克，粳米50克。

做　　法：

1. 将红薯洗净，连皮切成块。
2. 粳米洗净，用清水浸泡30分钟。
3. 将泡好的粳米和红薯块放入锅内，大火煮沸后，转小火继续煮。
4. 煮成浓稠的粥即可。

营养功效

红薯可益气通乳，润肠通便。红薯中含有大量维生素A，可以预防宝宝由于维生素A缺乏所导致的眼部疾病。

豆浆莴笋汤：滋阴润燥补虚

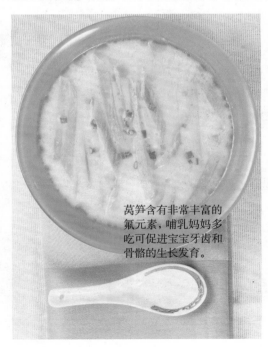

莴笋含有非常丰富的氟元素，哺乳妈妈多吃可促进宝宝牙齿和骨骼的生长发育。

推荐容器：不锈钢锅

备　　料：莴笋100克，豆浆200毫升，姜片、葱段、盐各适量。

做　　法：

1. 将莴笋茎洗净去皮，切成4厘米长、1厘米宽的条；莴笋叶切成段。
2. 油锅烧至六成热时放姜片、葱段稍煸炒出香味。
3. 放入莴笋条，大火炒至断生。
4. 拣去姜片、葱段，放入莴笋叶，并倒入豆浆，放入盐，煮熟即可。

营养功效

有乳糖不耐症的新妈妈，可以选择豆浆代替牛奶来补充体力。妈妈进补得顺利，宝宝才会更健康。

珍珠三鲜汤：促进宝宝生长发育

推荐容器：不锈钢锅

备　　料：鸡胸肉100克，胡萝卜、番茄各50克，嫩豌豆25克，鸡蛋1个，盐、水淀粉各适量。

做　　法：

1. 嫩豌豆洗净；胡萝卜、番茄洗净，分别切成小丁，备用。

2. 将鸡胸肉洗净后剁成肉泥；鸡蛋取蛋清备用。

3. 把蛋清、鸡肉泥、水淀粉放在一起搅拌。

4. 将豌豆、胡萝卜丁、番茄丁放入锅中，锅中加入清水，待煮沸后改成小火慢炖至豌豆绵软。

5. 用筷子把鸡肉从碗边一点一点地拨进锅内，拨成珍珠大小的圆形丸子，待拨完后用大火将汤再煮沸。

6. 出锅前放盐调味即可。

营养功效

鸡肉的脂肪含量少，铁、蛋白质的含量却很高，容易消化，有益五脏，还有利于产后新妈妈的催乳。胡萝卜中特别的营养素——胡萝卜素，对补血有益；胡萝卜素也是宝宝生长发育必不可少的维生素。

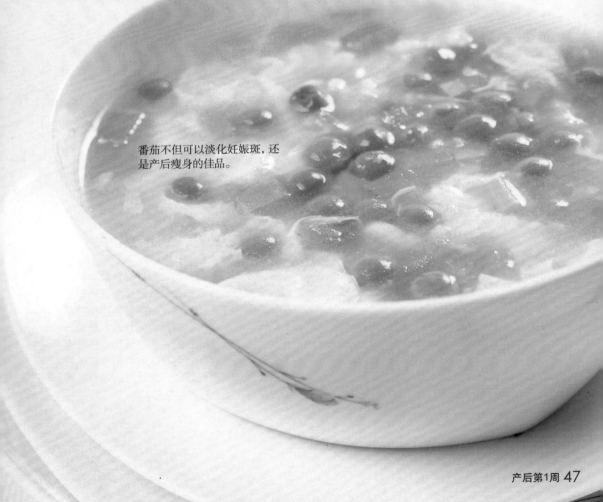

番茄不但可以淡化妊娠斑，还是产后瘦身的佳品。

剖宫产妈妈这样补

剖宫产的新妈妈泌乳时间要比顺产的新妈妈来得晚一点，分泌的量也会稍微少一点，没有关系，这是正常现象。

剖宫产的新妈妈此时不要太紧张，过分紧张和担心，有可能会引起回乳。

产后第3天，剖宫产的新妈妈可以多吃些鱼，多喝些蔬菜类的汤和饮品，不要着急吃油腻的骨汤，以免乳汁分泌不畅，汤水补得太丰富会导致乳房内出现硬块。

一日食谱举例

早餐

红小豆早餐饼2块，牛奶1杯，甜橙1个

午餐

米饭1碗，番茄炒蛋1份，鲢鱼丝瓜汤适量

下午加餐

饼干10块，豆浆莴笋汤适量

晚餐

香菇鸡汤面1碗，香蕉1根

晚上加餐

西米露1杯

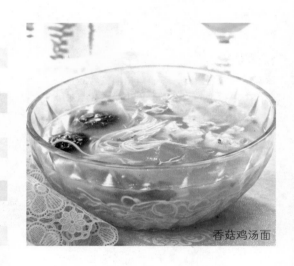

香菇鸡汤面

给家人的护理建议：

鼓励是最大的帮助

在哺乳初期是存在许多困难和问题的，尤其是剖宫产的新妈妈，思想负担会比顺产的妈妈更大些。

家人要多鼓励新妈妈：你一定可以的，你的母乳够，你的奶水好，是宝宝完美的食物。

传统与现代对对碰

老人讲： 剖宫产使身体损伤很大，现在又开始泌乳了，吃点营养片剂补补吧。

新观念： 还是吃天然的食品有利于身体恢复。

专家说： 产后开始泌乳之后要加强营养，这时的食物品种应多样化，最好应用五色搭配原理，黑、绿、红、黄、白尽量都能在餐桌上出现，既增加食欲，又均衡营养。新妈妈不要依靠服用营养补剂来代替饭菜，应遵循人体的代谢规律，食用自然的饭菜才真正符合药补不如食补的原则，除非对某种营养素明显摄入不足，可人为补充。

鲢鱼丝瓜汤：促进乳汁分泌

推荐容器：砂锅

备　　料：鲢鱼 1 尾，丝瓜 200 克，葱段、姜片、白糖、盐各适量。

做　　法：

1. 鲢鱼去鳞、去鳃、去内脏，洗净后备用。
2. 丝瓜去皮，洗净，切成 4 厘米长的条，备用。
3. 将鲢鱼放入锅中，再加白糖、姜片、葱段后，放入清水，开大火煮沸。
4. 转小火慢炖 10 分钟后，加入丝瓜条。
5. 煮至鲢鱼、丝瓜熟透后，拣去葱段、姜片，加盐调味即成。

营养功效

丝瓜具有通经活血功效；鲢鱼有温中益气作用，此汤两物相配，具有补中益气、生血通乳的作用，对产后乳汁少或泌乳不畅的新妈妈较为适宜。乳汁分泌得顺利，宝宝的喂养也会减少很多麻烦。

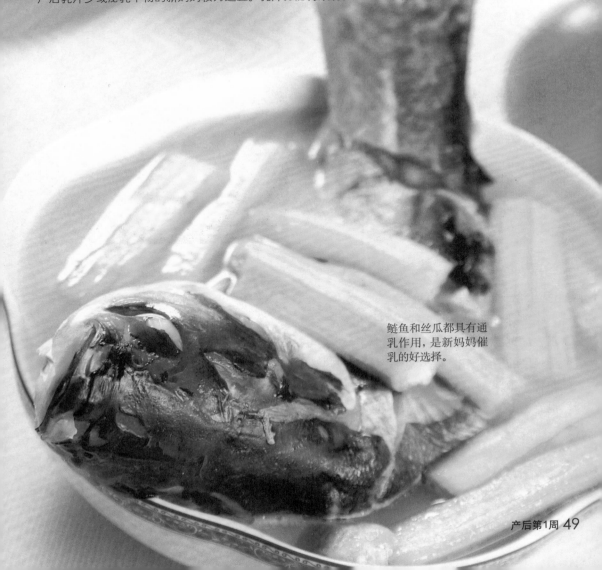

鲢鱼和丝瓜都具有通乳作用，是新妈妈催乳的好选择。

第4天：产后抑郁悄然袭来

顺产妈妈这样补

雌性激素对人的情绪有很大影响，刚生产以后，新妈妈身体内的雌性激素会突然降低，很容易发生抑郁性的心理异常表现，情绪就容易波动、不安、低落，常常为一点小事不称心而感到委屈，甚至伤心落泪。出现这种抑郁情绪，不但影响新妈妈本身的恢复和精神状态，还会影响正常哺乳。

此时，应该多吃些鱼肉和海产品，鱼肉含有一种特殊的脂肪酸，有抗抑郁作用。

一日食谱举例

早餐

紫米粥1碗，鸡蛋1个，香蕉1根

午餐

米饭1碗，生菜明虾1份，冬笋雪菜黄鱼汤适量

下午加餐

香蕉百合银耳汤适量

晚餐

红枣桂圆粥1碗，番茄豆腐1份，虾肉冬瓜汤适量

晚上加餐

南瓜饼1块，牛奶1杯

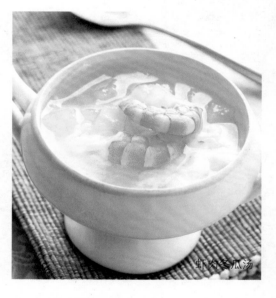
虾肉冬瓜汤

给家人的护理建议：

适当给予情绪发泄的机会

大部分新妈妈或多或少都会出现产后沮丧的现象，不过一般症状都很轻，只是一种轻度的情绪疾患，是常见的产后心理调适问题。护理人员要帮助妈妈减轻心理压力，也要适当给予妈妈情绪发泄的机会。

传统与现代对对碰

老人讲：一定是做错了什么事，才会患上产后抑郁。

新观念：产后抑郁是常见现象。

专家说：从生理上解释，新妈妈在怀孕期间会分泌出许多保证胎儿生长的激素，但在产后3天之内逐渐消失，改为促进分泌母乳的其他激素。在这段很短的时间内，新妈妈体内雌性激素的剧烈变化，会导致精神上种种不安，如头疼、轻微忧郁、无法入睡、手足无措等症状，这是正常的生理现象。在家人正确及时的关心疏导下，产后抑郁会很快消失的。

冬笋雪菜黄鱼汤：预防产后抑郁

推荐容器：不锈钢锅

备　　料：冬笋、雪菜各 30 克，黄花鱼 1 尾，葱段、姜片、盐各适量。

做　　法：

1. 先将黄花鱼去鳞，去内脏，一定要仔细去掉鱼腹部的黑膜，否则鱼会很腥。
2. 泡发好的冬笋切片；雪菜洗净，切段。
3. 油锅烧热，将黄花鱼两面各煎片刻。
4. 锅中加清水，放入冬笋片、雪菜、葱段、姜片，先用大火烧开，后改用中火煮 15 分钟。
5. 出锅前放盐，拣去葱段、姜片即可。

营养功效

黄花鱼有健脾开胃、益气填精之功效，对于产后抑郁有良好的防治作用。良好的精神状态是保证母乳质量的前提。

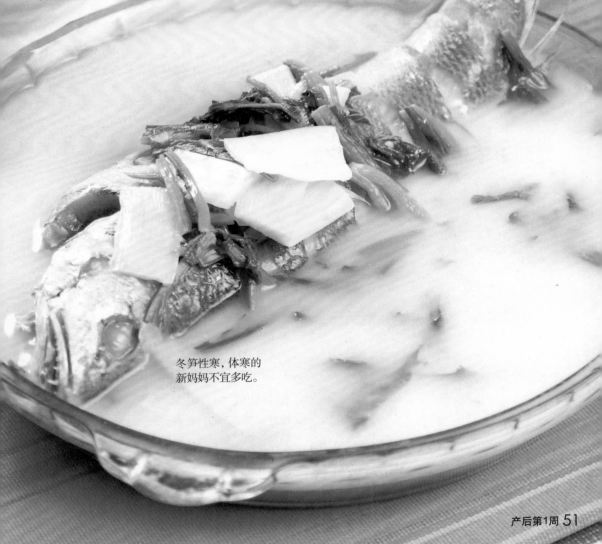

冬笋性寒，体寒的
新妈妈不宜多吃。

干贝冬瓜汤：稳定情绪

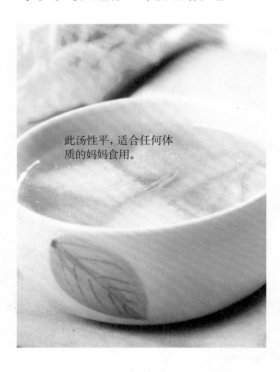

此汤性平，适合任何体质的妈妈食用。

推荐容器：砂锅

备　　料：冬瓜 150 克，干贝 50 克，盐适量。

做　　法：

1. 冬瓜削皮，去子，洗净后切成片备用。
2. 干贝洗净，浸泡 30 分钟。
3. 干贝放入瓷碗内，加入清水，清水以没过干贝为宜，隔水用大火蒸 30 分钟。
4. 干贝晾凉后撕成丝。
5. 冬瓜片、干贝丝放入锅内，加水煮 15 分钟。
6. 出锅时加入适量的盐（干贝本身就含有很高的盐分，不加盐也可以）。

营养功效

冬瓜营养价值较高，特别是维生素C的含量较高；干贝有安神、缓解疲劳的作用，有助于缓解抑郁，对新妈妈和宝宝来说都是安全的。

葡萄干苹果粥：增强记忆力

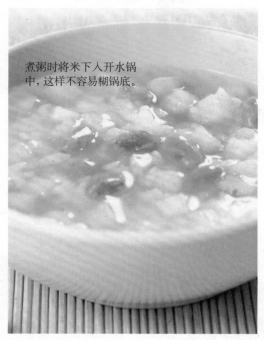

煮粥时将米下入开水锅中，这样不容易糊锅底。

推荐容器：砂锅

备　　料：粳米 50 克，苹果 1 个，葡萄干 20 克，蜂蜜适量。

做　　法：

1. 粳米洗净沥干，备用。
2. 苹果洗净去皮，切成小方丁，要立即放入清水锅中，以免氧化后变成黑色。
3. 锅内再放入粳米，与苹果一同煮沸，改用小火煮 40 分钟。
4. 食用时加入蜂蜜、葡萄干搅匀即可。

营养功效

产后抑郁的新妈妈常有健忘的情况发生，总觉得脑子不如以前好用。苹果含丰富的锌元素，锌是构成核酸及蛋白质不可或缺的元素，多吃苹果可以促进大脑发育，增强记忆力；丰富的膳食纤维可促进消化和肠壁蠕动，减少便秘。

香蕉百合银耳汤：缓解紧张

推荐容器：砂锅

备　　料：干银耳 20 克，鲜百合 50 克，香蕉 2 根，冰糖 10 克。

做　　法：

1. 干银耳用清水浸泡 2 小时，择去老根及杂质，撕成小朵。
2. 银耳放入瓷碗中，以 1:4 的比例加入清水，放入蒸锅内隔水加热 30 分钟后，取出备用。
3. 新鲜百合剥开，洗净去老根。
4. 香蕉去皮，切成 1 厘米厚的片。
5. 将蒸好后的银耳、新鲜百合、香蕉片一同放入锅中，加清水，用中火煮 10 分钟。
6. 出锅时加入冰糖，化开即可。

营养功效

香蕉对失眠或情绪紧张有一定的辅助疗效，因为香蕉富含色氨酸和维生素B$_6$，它们是合成血清素的重要成分，具有安抚神经的效果，因此产后新妈妈在睡前吃点香蕉，可起到镇静作用。妈妈具有稳定的情绪才会与宝宝建立起良好的母婴关系。

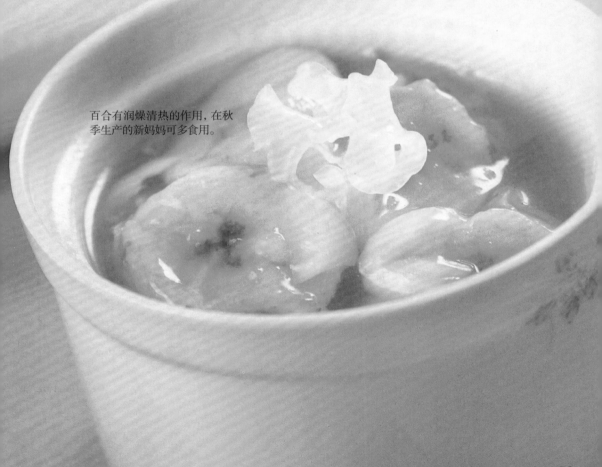

百合有润燥清热的作用，在秋季生产的新妈妈可多食用。

剖宫产妈妈这样补

剖宫产的新妈妈要比顺产的新妈妈更容易产生抑郁情绪，术后的疼痛、恼人的伤口、哭泣的宝宝都在考验着新妈妈的耐心。要引起注意的是产后抑郁对宝宝的生长发育也有影响。

剖宫产伤口在一天天愈合，这期间要避免发生感染，多吃富含维生素 C 和维生素 E 的食品，加快伤口的愈合。

一日食谱举例

早餐
虾仁馄饨1碗，苹果1个

午餐
素菜包2个，清炒荷兰豆1份，鱼头海带豆腐汤适量

下午加餐
香蕉百合银耳汤适量

晚餐
葡萄干苹果粥1碗，虾皮小油菜1份

晚上加餐
黑芝麻粳米粥1碗

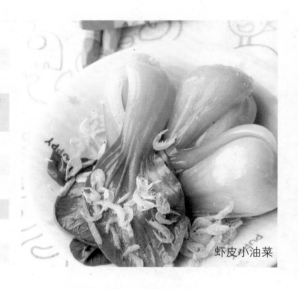
虾皮小油菜

给家人的护理建议：

帮助查看伤口

产后第 4 天，剖宫产妈妈的伤口需要重新包扎，要注意检查有无渗血及红肿，如为肥胖、糖尿病、贫血患者及其他情况，可能会影响伤口愈合，要特别加以注意。发现伤口红肿，可用95％的酒精纱布湿敷，每日1次。

传统与现代对对碰

老人讲：产后抑郁吃点药缓解一下症状。

新观念：产后抑郁会随着时间和环境变化而慢慢减退的。

专家说：大约有80％的新妈妈都会出现产后抑郁情绪，常常在产后3~4天出现。这种情况是暂时的，它的好转速度就像它来时那么快。新妈妈只需要取得家人的理解与呵护，多与有同样经历的妈妈讨论一下育儿经验，多分散注意力就可以了。除非症状很严重，否则不需要药物来减轻这些症状，分解的药物会随着乳汁分泌出来，宝宝吸收后，可能对身体不利。

鱼头海带豆腐汤：促进宝宝大脑发育

推荐容器：砂锅

备　　料：胖头鱼鱼头 500 克，海带、豆腐各 100 克，鲜香菇 5 朵，葱段、姜片、盐各适量。

做　　法：

1. 将胖头鱼鱼头去鳃，由下颚处用刀切开，冲洗干净后沥去水分，备用。

2. 香菇洗净去掉老根，切厚片备用。

3. 豆腐切成 2 厘米厚的块，海带洗净后切成长 5 厘米、宽 3 厘米的片，打成海带结，备用。

4. 将鱼头、香菇片、葱段、姜片放入锅内，加适量清水，开大火煮沸后撇去浮沫。

5. 加盖，改用小火炖至鱼头快熟时，拣去葱段和姜片。

6. 放入豆腐块和海带结，继续用小火炖至豆腐和海带熟透。

7. 放入少许盐调味，稍炖片刻即可。

营养功效

胖头鱼鱼头富含磷脂，可改善记忆力。0~3岁是宝宝脑部神经发育最快的时候，这时候妈妈进补，不但有益于自身的产后恢复，也会通过乳汁使宝宝受益。

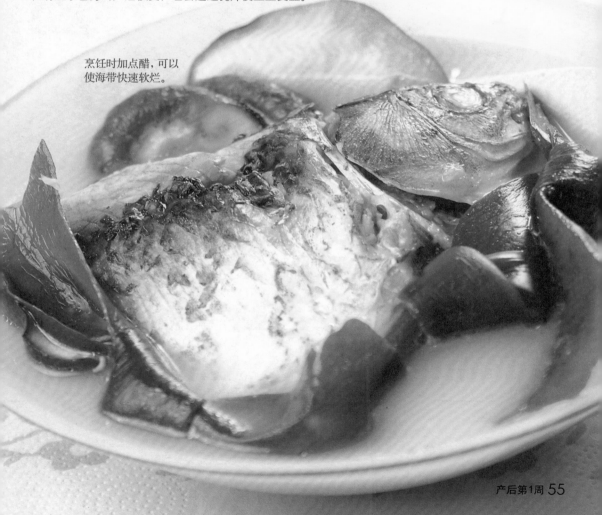

烹饪时加点醋，可以
使海带快速软烂。

第 5 天：睡得好，才能精神好

顺产妈妈这样补

第 5 天，由于身体上受的困扰在减轻，新妈妈开始有更多的精力去关注宝宝，关于宝宝的什么事情都想亲力亲为，神经每天都绷得紧紧的，夜里还总惦记要着给宝宝喂奶，失眠就时有发生了。

这时候应适量选择食用一些有助于调节神经功能的食物，如鱼、蛤蜊、虾、猪肝、猪腰、核桃、花生、苹果、蘑菇、豌豆、牛奶、蜂蜜等。

一日食谱举例

早餐

胡萝卜小米粥1碗，鸡蛋1个，苹果1个

午餐

米饭1碗，肉片炒蘑菇1份，蛤蜊豆腐汤适量

下午加餐

银鱼苋菜汤适量，香蕉1根

晚餐

桂圆核桃芡实粥1碗，菜心炒猪肝1份

晚上加餐

木瓜牛奶露1杯

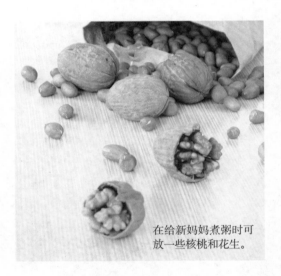

在给新妈妈煮粥时可放一些核桃和花生。

给家人的护理建议：

建立新的生活规律

提供给新妈妈的食物要以清淡而富含蛋白质、维生素的为宜；辅助新妈妈进行适量锻炼和活动；帮助安排好产后生活，让新妈妈重新建立有规律的生活节奏，定时上床，晚餐不宜过饱，睡前不饮刺激性饮料。

传统与现代对对碰

老人讲：白天宝宝睡觉时，妈妈也应该跟着睡。

新观念：白天睡得太多，晚上睡得就更不安稳。

专家说：产后的新妈妈重新建立生活规律，避免情绪波动太大，是预防失眠的好办法。白天妈妈可以在固定时间段内休息，20~30分钟的小憩就能恢复精力。但如果白天小憩时间超过这一长度，醒来后可能比小憩之前精神还差。宝宝每天大概要睡上20小时，而新妈妈则需要睡8~10小时。所以，如果白天睡眠时间超过3小时，夜间的睡眠肯定会受到影响。

蛤蜊豆腐汤：安神益智

推荐容器： 不锈钢锅

备　　料： 蛤蜊 250 克，豆腐 100 克，葱花、姜片、盐、香油各适量。

做　　法：

1. 在清水中滴入少许香油，将蛤蜊放入，让蛤蜊彻底吐净泥沙，冲洗干净，备用。
2. 豆腐切成丁。
3. 锅中放水、盐和姜片煮沸，把蛤蜊和豆腐丁一同放入。
4. 转中火继续煮，蛤蜊张开壳，豆腐熟透后即可关火。
5. 出锅时撒上葱花即可。

营养功效

蛤蜊含有蛋白质、脂肪、铁、钙、磷、碘等，可以帮助新妈妈抗压舒眠。蛤蜊中的牛磺酸还是促进宝宝脑组织和智力发育必不可少的成分。

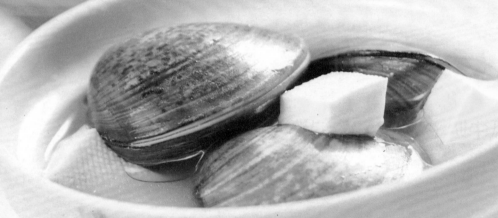

此汤不仅味道鲜美，富有营养，而且还是低热量的美食，非常适合想要瘦身的新妈妈食用。

胡萝卜小米粥：催眠养胃

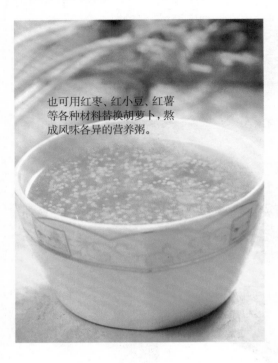

也可用红枣、红小豆、红薯等各种材料替换胡萝卜，熬成风味各异的营养粥。

推荐容器：砂锅

备　　料：胡萝卜、小米各100克。

做　　法：

1. 胡萝卜洗净，切成丁，备用。
2. 小米洗净，备用。
3. 将胡萝卜丁和小米一同放入锅内，加清水大火煮沸。
4. 转小火煮至胡萝卜绵软，小米开花即可。

营养功效

小米是色氨酸含量很高的食物，具有催眠作用。睡前半小时适量进食小米粥，能使新妈妈很好入睡。小米属于碱性谷类，会平衡体内的酸碱度，宝宝的身体也会更健康。

木瓜牛奶露：镇痛解疲劳

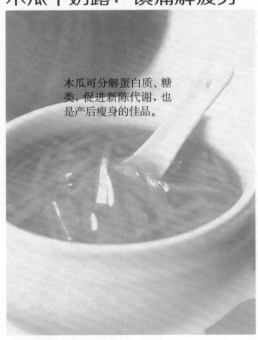

木瓜可分解蛋白质、糖类，促进新陈代谢，也是产后瘦身的佳品。

推荐容器：不锈钢锅

备　　料：新鲜木瓜200克，牛奶250毫升，冰糖适量。

做　　法：

1. 木瓜洗净，去皮去子，切成细丝，备用。
2. 木瓜丝放入锅内，加适量水，水没过木瓜即可，大火熬煮至木瓜熟烂。
3. 放入牛奶和冰糖，与木瓜一起调匀，再煮至微沸即可。

营养功效

牛奶中含有两种催眠物质，一种是色氨酸，另一种是肽类，肽类会让人感到全身舒适，有利于解除疲劳并帮助入睡，对于产后体虚而导致神经衰弱的新妈妈，牛奶的安眠作用非常明显。

银鱼苋菜汤：滋阴补虚劳

推荐容器：不锈钢锅

备　　料：银鱼100克，苋菜200克，葱花、姜片、盐各适量。

做　　法：

1. 银鱼洗净，沥干水分，备用。

2. 苋菜择洗干净，切成3厘米长的段，备用。

3. 锅中倒入少许植物油烧热，把葱花和姜片爆香后，放入银鱼快速翻炒一下。

4. 再加入苋菜段，炒至微软。

5. 锅内加入清水，大火煮5分钟。

6. 出锅前放入盐调味即可。

营养功效

银鱼富含蛋白质、钙、磷，可滋阴补虚劳。缺磷的宝宝头发比较稀少，颜色发黄，新妈妈宜多食用富含磷的鱼肉，可让宝宝的头发更浓密。

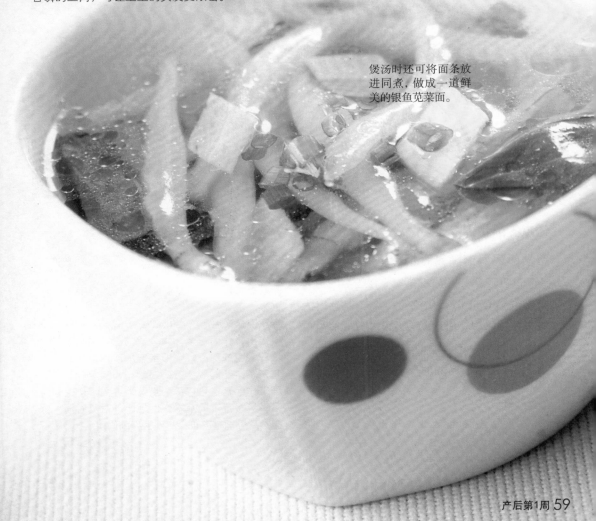

煲汤时还可将面条放进同煮，做成一道鲜美的银鱼苋菜面。

剖宫产妈妈这样补

剖宫产妈妈的睡眠也很容易出现问题，尤其是生产后特别爱出虚汗，每次半夜醒来，都会大汗淋漓，感觉烦躁不安，皮肤表面是凉凉的，而身体内却是热热的。这些都是因为剖宫产妈妈失血过多，血虚肝郁导致的结果。

长时间睡眠不足，除新妈妈健康受影响外，也会影响宝宝。首先睡眠不足或严重失眠时乳汁分泌量会减少；其次是由于长期失眠造成新妈妈抑郁和焦虑，这些不良情绪也会影响到宝宝。

剖宫产妈妈可在每晚睡觉前半小时，补充一杯热牛奶或一碗小米粥，帮助顺利入睡。

一日食谱举例

早餐

金枪鱼三明治1个，木瓜牛奶露1杯

午餐

米饭1碗，炒芥菜100克，鸡肉玉米羹适量

下午加餐

胡萝卜小米粥1碗，苹果1个

晚餐

银鱼苋菜面1碗

晚上加餐

醪糟煮蛋1碗

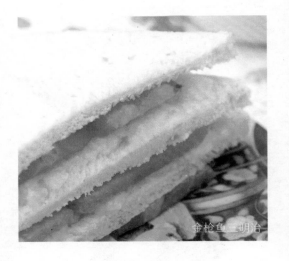
金枪鱼三明治

给家人的护理建议：

帮助新妈妈消除紧张情绪

剖宫产妈妈产后的失眠，有些是因为失血过多和心情紧张导致的。护理人员白天要和新妈妈多交流，给新妈妈进行一些简单的头部按摩，晚上睡前半小时要将灯光转暗，为入睡创造良好的环境。

传统与现代对对碰

老人讲： 虽然已恢复得不错，但是照顾宝宝还是家里人的事情。

新观念： 对于宝宝的护理，新妈妈应参与进来。

专家说： 产后第5天的新妈妈，已经从疲倦中走出，作为母亲，大多数都已经树立了喂养宝宝的信心，哺喂宝宝的动作也熟练起来了。此时要让新妈妈参与到宝宝的护理工作中来，可以帮助更好地建立亲子关系，了解宝宝的基本生活规律，对及时调整产后心理落差也会起到很好的作用。

鸡肉玉米羹：调整神经系统

推荐容器：砂锅

备　　料：鸡胸肉 100 克，鲜玉米粒 50 克，鸡蛋 1 个，盐适量。

做　　法：

1. 将鲜玉米粒洗净，备用。
2. 鸡胸肉洗净，切成与玉米粒大小相同的丁。
3. 把鸡蛋打成蛋液，备用。
4. 把鲜玉米粒、鸡肉丁放入锅内，加入清水大火煮开，并撇去浮沫。
5. 加盖转中火再煮 30 分钟。
6. 将打好的蛋液沿着锅边倒入，一边倒入一边搅动。
7. 开大火将蛋液煮熟，放盐调味即可。

营养功效

玉米中含有较多的谷氨酸，它能帮助和促进脑细胞新陈代谢，调整神经系统功能。

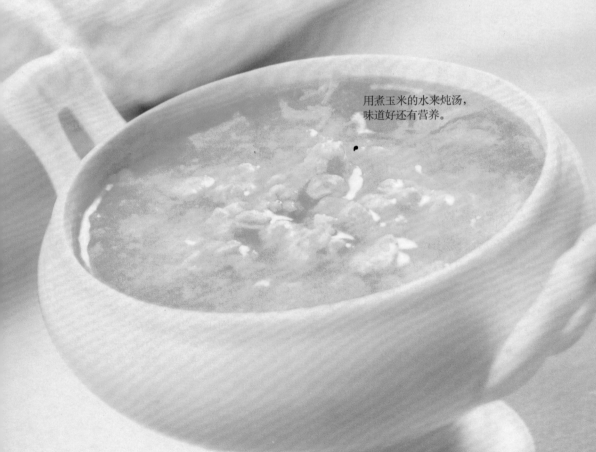

用煮玉米的水来炖汤，味道好还有营养。

第 6 天：浑身没劲儿

顺产妈妈这样补

看着忙得不亦乐乎的家里人，新妈妈有时会觉得"心有余而力不足"，总想帮忙干些什么，但浑身没劲儿，四肢乏力，懒洋洋地提不起精神来。

失血、失眠、食欲不佳都在耗费着新妈妈的精力，这时候要增加食物品种的多样性，变化食物的烹饪手法，争取多摄入一些高蛋白、低脂肪、有利于吸收的食物。

一日食谱举例

早餐
西蓝花鹌鹑蛋汤1碗，甜橙1个

午餐
黑芝麻白饭1碗，清炒芥蓝1份，归枣牛筋花生汤适量

下午加餐
荔枝粥1碗

晚餐
鸭肉粥1碗，清炒鸡毛菜1份

晚上加餐
蛋挞1个，牛奶1杯

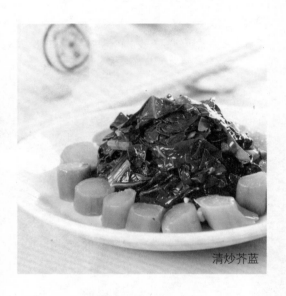
清炒芥蓝

给家人的护理建议：

营造良好的进餐氛围

如果新妈妈有厌食的现象，护理人员不要急于逼着新妈妈吃这吃那。每天面对那些汤汤水水，新妈妈一个人吃其实没有意思，要是有一个浓厚的吃饭氛围，大家一起参与到其中，会让新妈妈觉得吃饭也是件快乐的事情。

传统与现代对对碰

老人讲：月子里要禁盐，不然身体会浮肿。

新观念：不吃盐浑身没劲儿。

专家说：饭菜里放少量的盐对新妈妈是有益处的。在产后前几天里身体要出很多汗，乳腺分泌也很旺盛，体内容易缺水、缺盐，这期间让新妈妈吃无盐饭菜会适得其反，只会让新妈妈食欲不佳，并感到身体无力，甚至还会影响乳汁的正常分泌。

荔枝粥：改善失眠与健忘

推荐容器：不锈钢锅

备　　料：荔枝 50 克，粳米 100 克，枸杞子适量。

做　　法：

1. 将粳米淘洗干净，用清水浸泡 30 分钟。
2. 荔枝去壳去核取肉，用清水洗净，备用。
3. 将粳米与荔枝肉、枸杞子同放锅内，加清水，用大火煮沸。
4. 转小火煮至米烂粥稠即可。

营养功效

荔枝肉含丰富的维生素C和植物蛋白质，有助于增强机体免疫功能，提高抗病能力；还能改善失眠与健忘。不过，荔枝性热，阴虚火旺的新妈妈不宜多吃。母乳是宝宝天生的免疫屏障，母乳质量高，宝宝免疫强。

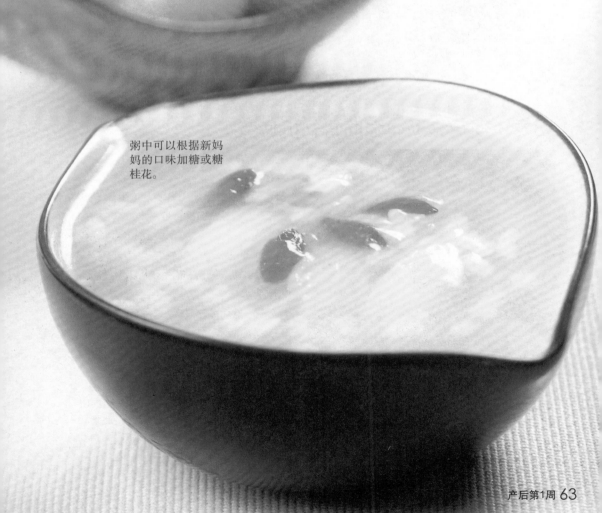

粥中可以根据新妈妈的口味加糖或糖桂花。

西蓝花鹌鹑蛋汤：高蛋白，高营养

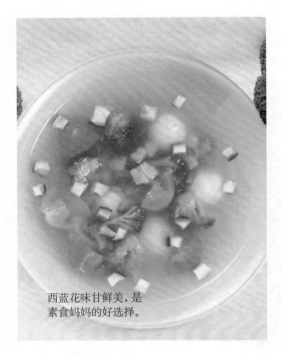

西蓝花味甘鲜美，是素食妈妈的好选择。

推荐容器：砂锅

备　　料：西蓝花 100 克，鹌鹑蛋 8 个，鲜香菇 2 朵，小番茄 2 个，火腿 50 克，盐适量。

做　　法：

1. 西蓝花切小朵洗净，放入沸水中烫 1 分钟。
2. 鹌鹑蛋煮熟剥皮；鲜香菇去蒂洗净，切丁；火腿切成丁；小番茄洗净，切块，备用。
3. 鲜香菇丁、火腿丁放入锅中，加清水大火煮沸，转小火再煮 10 分钟。
4. 把鹌鹑蛋、西蓝花放入锅中，再次煮沸，加盐调味。出锅装盘时，把小番茄放入即可。

营养功效

鹌鹑蛋可补五脏、通经活血、强身健脑、补益气血。宝宝所摄入的大多数蛋白质都用于生长发育，特别是在生长速度最快的婴儿期。

归枣牛筋花生汤：强筋骨，抗疲劳

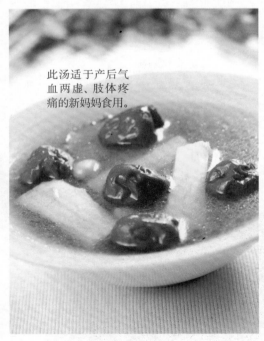

此汤适于产后气血两虚、肢体疼痛的新妈妈食用。

推荐容器：砂锅

备　　料：牛蹄筋 100 克，花生仁 50 克，红枣 5 颗，当归 5 克，盐适量。

做　　法：

1. 牛蹄筋去掉肉皮，在清水中浸泡 4 小时后，洗净，切成细条；花生仁、红枣洗净，备用。
2. 用清水把当归洗净，整个放进热水中浸泡 30 分钟，然后取出切片，当归切得越薄越好。
3. 砂锅加清水，放入牛蹄筋、花生仁、红枣、当归片，大火煮沸后，改用小火炖至牛筋烂熟，加盐调味即可。

营养功效

牛蹄筋中含有大量的胶原蛋白，此汤可补益气血、强壮筋骨。妈妈壮筋骨，宝宝更强壮。

益母草木耳汤：排除体内毒素

推荐容器：砂锅

备　　料：益母草、枸杞子各 10 克，木耳 20 克，冰糖、葱段各适量。

做　　法：

1. 益母草洗净后用纱布包好，扎紧口，备用。

2. 木耳用清水泡发后，去蒂洗净，撕成碎片，备用。

3. 枸杞子洗净，备用。

4. 锅置火上，放入清水、益母草药包、木耳、枸杞子用中火煎煮 30 分钟。

5. 出锅前取出益母草药包，放入冰糖调味，撒上葱段即可。

营养功效

益母草是一种草本植物，有生新血祛瘀血的作用，药理上对宝宝无影响，产后第 1 周的妈妈可以适当地使用。木耳含有丰富的植物胶原成分，具有较强的吸附作用，是新妈妈排除体内毒素的好帮手。妈妈体内毒素减少，也会减少宝宝生病的概率。

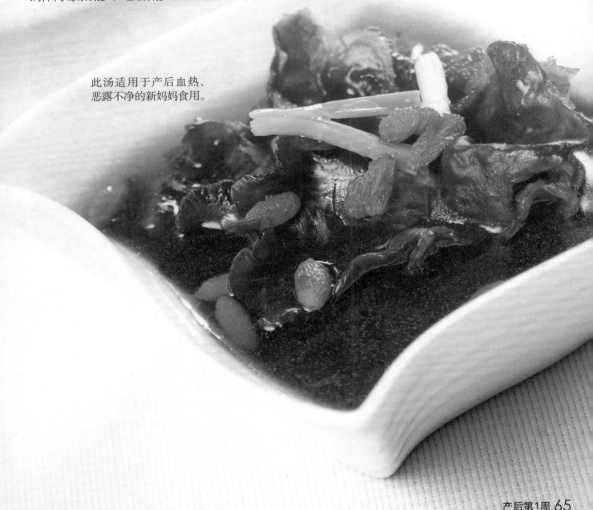

此汤适用于产后血热、恶露不净的新妈妈食用。

剖宫产妈妈这样补

前5天的产后生活紧张而忙碌，剖宫产妈妈的关注焦点都在疼痛、伤口、乳汁分泌、情绪等问题上，对于其他则没有精力去考虑。身体初步恢复后，妈妈的关注的焦点就全放在宝宝身上了，经过出生之后前几天的脱水，宝宝开始增加体重了，需要的供给也多了，新妈妈自然把吃放在了首位。

需要增长体力来照顾宝宝的剖宫产妈妈，适当增加些肉类、甜品都是可以的。尽量少食多餐，粗细搭配，品种多样，应季为主。

一日食谱举例

早餐

红小豆早餐饼2块，豆浆1杯，苹果1个

午餐

糙米饭1碗，青椒鸡丁100克，芋头排骨汤
适量

下午加餐

西蓝花鹌鹑蛋汤1碗

晚餐

芝麻烧饼1块，培根圆白菜100克，益母草
木耳汤适量

晚上加餐

牛奶燕麦粥1碗

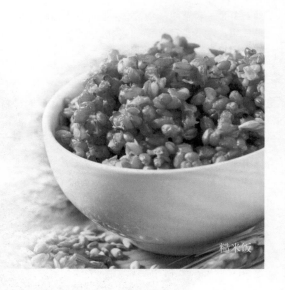
糙米饭

给家人的护理建议：

多吃当季盛产的食物

有句老话叫"不时不食"，也就是说，食物的性质与气候环境的变化是密切相关的，如果不是应季食物，其滋养身体的作用就会有所降低。因此，产后新妈妈饮食的原则应遵循应季为主、当地盛产的原则，这样是比较合理和安全的。

对于新妈妈在产前没有吃过的一些食物应该谨慎选择，避免食品过敏的事情发生。

传统与现代对对碰

老人讲：汤比肉更有营养，喝汤不吃肉就可以了。

新观念：全面摄入肉和汤，更营养。

专家说：新妈妈应该常喝些汤，如鸡汤、排骨汤、鱼汤和猪蹄汤等，以利于泌乳和恢复体力。肉类的营养价值也很高，吃肉可以摄取其中的优质蛋白质、矿物质，这些物质都在肉里面，而不在汤里面。所以，喝汤的同时也要吃些肉类，那种"汤比肉更有营养"的说法是不科学的，应该既吃肉又喝汤。

芋头排骨汤：补钙，增强抵抗力

推荐容器：砂锅

备　　料：排骨 250 克，芋头 150 克，葱花、姜片、盐各适量。

做　　法：

1. 芋头去皮洗净，切成 2 厘米厚的块，上锅隔水蒸 10 分钟。
2. 排骨洗净，斩成 4 厘米长的段，放入热水中烫去血沫后，捞出备用。
3. 先将排骨段、姜片放入锅中，加清水，用大火煮沸，转中火焖煮 15 分钟。
4. 拣出姜片，小火慢煮 45 分钟。
5. 出锅前 10 分钟加入芋头块同煮，再加盐调味，撒上葱花即可。

营养功效

排骨中的磷酸钙、骨胶原等，可为新妈妈提供大量优质钙。芋头中有多种矿物质，能增强人体的抵抗能力。

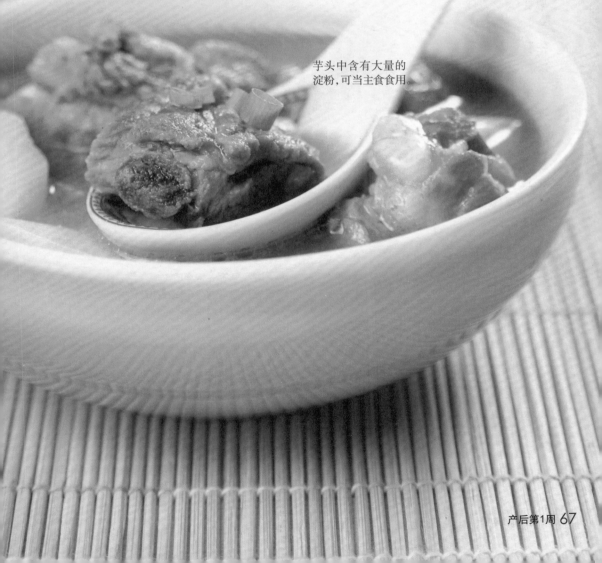

芋头中含有大量的
淀粉，可当主食食用。

第 7 天：胃口已开，营养跟上

顺产妈妈这样补

产后第 7 天，新妈妈精神状况大有好转，恶露的颜色没有前几天那样鲜红了，伤口恢复得也不错，没有那么多烦心的事情来分心，胃口都跟着好起来了。宝宝的胃口也很好，一醒来就张着小嘴巴到处找妈妈，喂饱这个小可爱是新妈妈非常艰巨的任务。

此时，新妈妈要摒弃产前的一些不良饮食习惯，如喜欢喝茶的新妈妈，就要暂时放弃这个习惯。

一日食谱举例

早餐

番茄鸡蛋面1碗，苹果1个

午餐

米饭1碗，香菇油菜1份，莲子猪肚汤适量

下午加餐

饼干适量，牛奶1杯

晚餐

红小豆黑米粥1碗，木须肉1份

晚上加餐

三丁豆腐羹适量

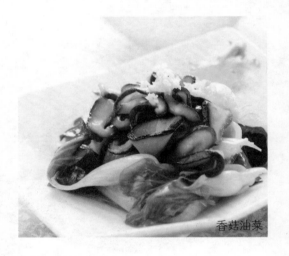

香菇油菜

给家人的护理建议：

避免食物过敏

如果是产前没有吃过的东西，尽量不要给新妈妈食用，以免发生过敏现象，在食用某些食物后如发生全身发痒、心慌、气喘、腹痛、腹泻等现象，应考虑到食物过敏，此时要立即停止食用这些食物。食用肉类、动物内脏、蛋类、奶类、鱼类应烧熟煮透。

传统与现代对对碰

老人讲：早餐一定要吃。

新观念：夜里还要喂奶，早上起不来没有关系，早餐可和午饭一起吃。

专家说：其实哺乳期的早餐更重要。经过一夜的睡眠，体内的营养已消耗殆尽，血糖浓度处于偏低状态，如果不能及时补充，就会出现头昏心慌、四肢无力、精神不振等症状。而且哺乳期的妈妈还需要更多的能量来喂养宝宝，所以这时的早餐要比平常更丰富、更重要，不要破坏基本饮食规律。

莲子猪肚汤：补气，助消化

推荐容器：砂锅

备　　料：猪肚 150 克，莲子 30 克，淀粉、姜片、葱段、盐各适量。

做　　法：

1. 莲子洗净去心，用清水浸泡 30 分钟。
2. 猪肚用淀粉或盐反复揉搓，用水冲洗干净。
3. 把猪肚放在沸水中煮一会儿捞出，将里面的白膜去掉，并切成段。
4. 将烫过的猪肚、莲子、姜片一同放入锅内，加清水煮沸，撇去锅中的浮沫。
5. 锅中放盐，转小火继续炖 2 小时，撒上葱段即可。

营养功效

猪肚为补脾胃之佳品，莲子有健脾益气功效，此汤健脾益胃，补虚益气，易于消化。妈妈气血足，宝宝才强壮。

放点姜可去除猪肚本身的味道，使汤味鲜美。

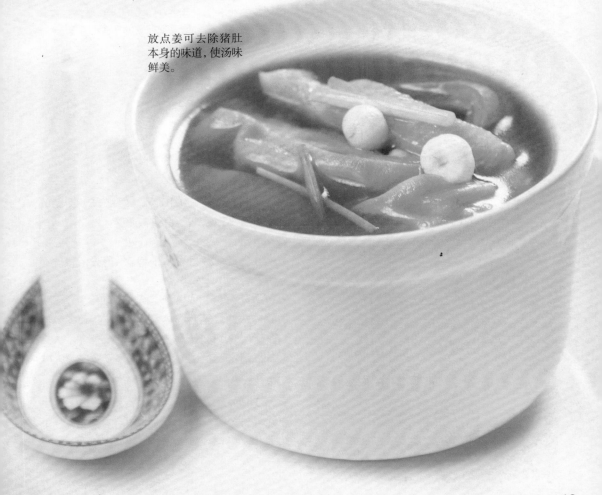

三丁豆腐羹：为宝宝吃的健脑餐

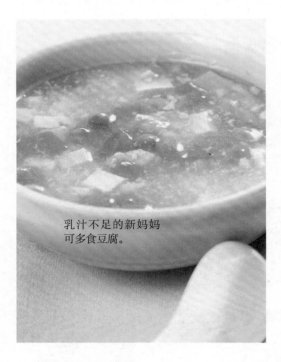

乳汁不足的新妈妈可多食豆腐。

推荐容器： 砂锅

备　料： 豆腐 100 克，鸡胸肉、番茄、鲜豌豆各 50 克，盐、香油各适量。

做　法：

1. 将豆腐切成块，在沸水中煮 1 分钟。
2. 鸡肉洗净，番茄洗净去皮，都切成小丁。
3. 将豆腐块、鸡肉丁、番茄丁、豌豆放入锅中，大火煮沸后，转小火煮 20 分钟。
4. 出锅时加入盐、淋上香油即可。

营养功效

豆腐中丰富的大豆卵磷脂有益于神经、血管、大脑的发育生长。宝宝在 0~3 岁时大脑发育旺盛，妈妈不要错过这个给宝宝补脑的黄金时期。

三丝黄花羹：养血补虚通乳

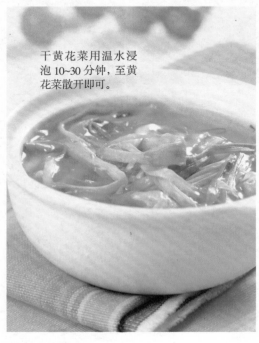

干黄花菜用温水浸泡 10~30 分钟，至黄花菜散开即可。

推荐容器： 不锈钢锅

备　料： 干黄花菜 10 克，鲜香菇 5 朵，冬笋、胡萝卜各 25 克，盐、白糖各适量。

做　法：

1. 将干黄花菜放入温水中泡软，剪去老根洗净，沥干水。
2. 鲜香菇、冬笋、胡萝卜均洗净，切丝。
3. 锅内放油烧至七成热，放入黄花菜和冬笋丝、香菇丝、胡萝卜丝快速煸炒。
4. 加入清水、盐、白糖，用小火煮至黄花菜入味，完全熟透。

营养功效

丰富的食材选择，会使妈妈的乳汁营养丰富，供给宝宝的营养也会更全面。

红小豆黑米粥：有效缓解头晕

推荐容器：砂锅

备　　料：红小豆、黑米各 50 克，粳米 20 克。

做　　法：

1. 红小豆、黑米、粳米分别洗净后，用清水浸泡 2 小时。
2. 将浸泡好的红小豆、黑米、粳米放入锅中，加入足够量的水，用大火煮开。
3. 转小火再煮至红小豆开花，黑米、粳米熟透后即可。

营养功效

黑米有滋阴补肾、健脾补肝、明目活血的功效，还可以帮助产后新妈妈辅助治疗头晕目眩、贫血、白发、腰膝酸软等。

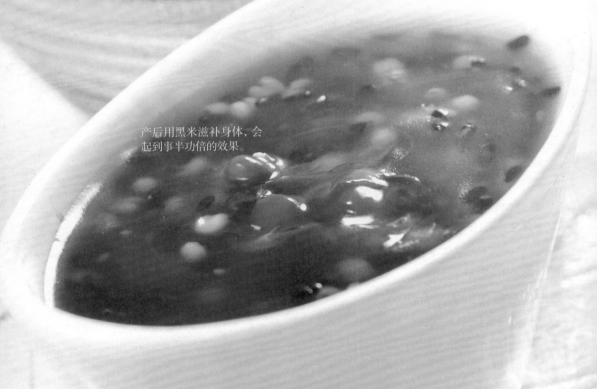

产后用黑米滋补身体，会起到事半功倍的效果。

剖宫产妈妈这样补

腹部伤口使用无损伤线缝合的新妈妈在第 7 天终于可以拆线了，但是，完全恢复需要 4~6 周。如果新妈妈产前过于肥胖，或有糖尿病、贫血及其他影响伤口愈合的疾病可能要延迟拆线。

出院前要牢记医生护士的嘱咐，需要了解如何避孕、如何运动以及如何均衡营养等知识，还要记住什么时间复诊。为宝宝完成第一次接种，保存好注射卡等事宜都要记牢。

此时新妈妈的心理负担更小了一些，而且对于产后新生活充满了信心和憧憬，另外对于营养的需求格外强烈，养好自己才能养好宝宝。

一日食谱举例

早餐

龙须面1碗，苹果1个

午餐

米饭1碗，鸡蛋炒菠菜1份，三丝黄花羹适量

下午加餐

百合银耳莲子汤1碗

晚餐

腐竹玉米猪肝粥1碗，肉片炒莴笋1份

晚上加餐

木瓜牛奶露1杯

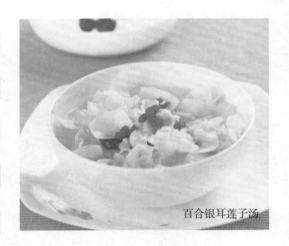

百合银耳莲子汤

给家人的护理建议：

密切注意伤口的愈合情况

剖宫产后第 7 天伤口敷料已去除，伤口应无红肿，如果新妈妈感觉刀口很痒，伤口周围皮肤红红的，这种情况有可能是瘢痕体质或者手术缝合线过敏造成的，应该请医生检查伤口的愈合情况。

传统与现代对对碰

老人讲：剖宫产身体受到的损害更大，应该吃些人参好好补补。

新观念：人参的热性太强，不太适合现在吃。

专家说：剖宫产妈妈产后即刻服用人参，会使伤口长时间渗血，反而不利于剖宫产伤口的愈合。另外，产后第1周是排恶露的关键期，此时服人参，尤其是高丽红参，会使得血量变少，恶露就难以排出，导致血块瘀滞子宫，引起腹痛，严重的还会引起大出血。

剖宫产妈妈通常在产后2~3周产伤基本愈合，恶露也明显减少时才可少量服用人参。一般来说，产后2个月如有气虚症状，要听从医生的建议，适量服用人参。

腐竹玉米猪肝粥：预防产后贫血

推荐容器：不锈钢锅

备　　料：鲜腐竹、玉米粒、粳米各 50 克，猪肝 100 克，盐适量。

做　　法：

1. 鲜腐竹洗净，切成约 3 厘米长的段，备用。
2. 猪肝洗净，在热水中稍烫一下后冲洗干净，切薄片，用少许盐腌制调味，备用。
3. 粳米洗净，浸泡 30 分钟。
4. 将鲜腐竹、粳米、玉米粒放入锅中，大火煮沸后，转小火慢炖 1 小时。
5. 将猪肝放入，转大火再煮 10 分钟，出锅前放少许盐调味即可。

营养功效

猪肝中含有的铁是人体制造血红蛋白的基本原料；猪肝中含有维生素B_2，可辅助治疗产后贫血。妈妈贫血会导致宝宝营养不良，发育迟缓。

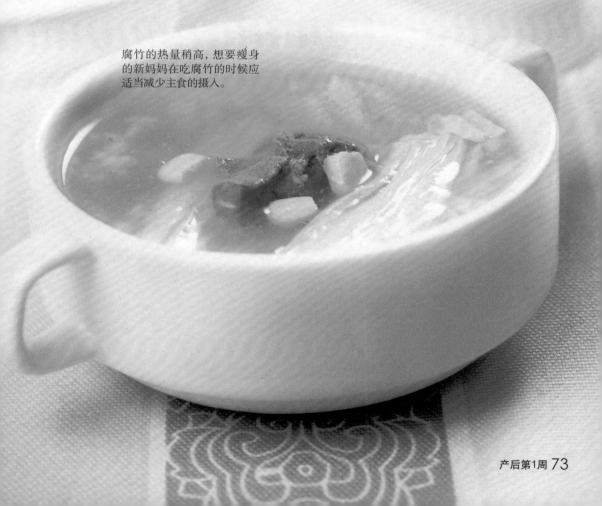

腐竹的热量稍高，想要瘦身的新妈妈在吃腐竹的时候应适当减少主食的摄入。

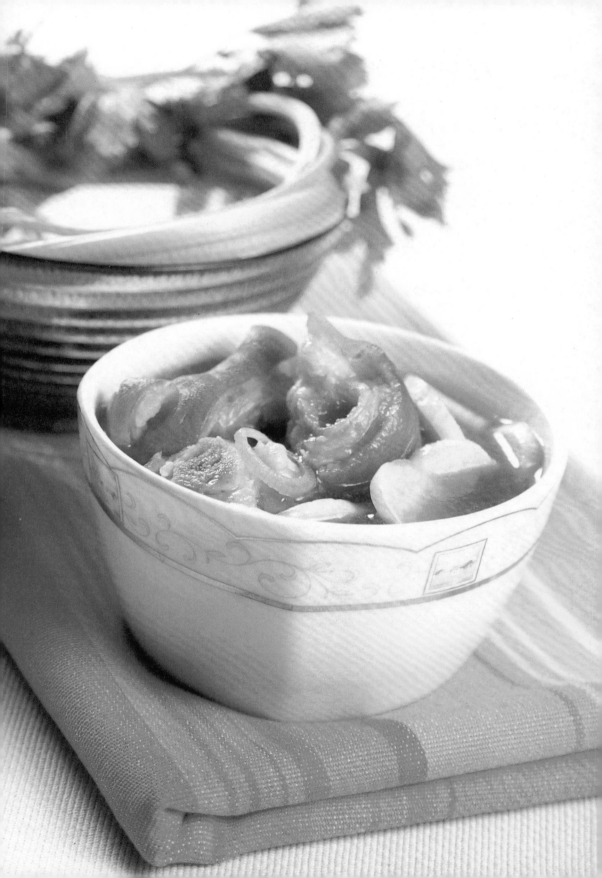

产后第 2 周

　　进入月子的第 2 周，新妈妈的伤口基本愈合了。经过上一周的精心调理，新妈妈的胃口应该明显好转。这时需调理气血，可适量吃补血食物。前两周由于恶露未净，不宜大补，饮食重点应放在促进新陈代谢、排出体内过多水分上。

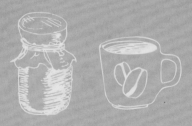

新妈妈的身体变化

乳房

作为宝宝的"粮袋",做好乳房的保健是非常重要的。首先要做的是保持乳房的清洁,新妈妈必须经常清洁乳房,每次喂奶之前,都要把乳房擦洗干净。

胃肠

产后第2周,胃肠已经慢慢适应产后的状况了,但是对于非常油腻的汤水和食物多少还有些消化不良,不妨荤素搭配着吃,慢慢养胃。

子宫

在分娩刚刚结束时,子宫颈因充血、水肿,会变得非常柔软,子宫颈壁也很薄,皱起来如同一只袖口,一周之后才会恢复到原来的形状,第2周时子宫颈内口会慢慢关闭。

伤口及疼痛

侧切后的伤口在这一周内还会隐隐作痛,下床走动时、移动身体时都有撕裂的感觉,但是没有第一周时强烈,在可承受的范围内。

恶露

这一周的恶露明显减少,颜色也由暗红色变成了浅红色,有点血腥味,但不臭。新妈妈要留心观察恶露的质和量、颜色及气味的变化,以便掌握子宫恢复情况。

排泄

便秘的困扰少了许多,但相较生产前的状况还没有什么规律可循,最好重新建立排泄规律,养成定时排便的习惯。

心理

从医院出院回到家里后心里感觉无比亲切和温暖,熟悉的氛围和环境会让心情莫名地激动,看着婴儿床里熟睡的宝宝,满足感无以形容。对谁都想说说宝宝的乖巧可爱,前所未有的阵痛,以及难忘的生产历程。

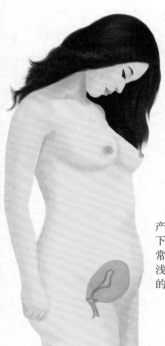

产后第2周子宫渐渐下降,乳汁分泌趋于正常,恶露由暗红色变为浅红色。新妈妈此时的心情也会好很多。

催乳补钙的第 2 周

选择优质蛋白

产后的第 2 周回到家中，看护宝宝的工作量增加，体力消耗比前一周大，伤口开始愈合，饮食上应注意大量补充优质蛋白质，但仍需以鱼类、虾、蛋、豆制品为主，可比上一周增加些瘦肉类食物。本周食谱应多注意口味方面的调节，防止厌食，晚餐的粥类可多做些咸鲜口味，如皮蛋瘦肉粥等。

补充钙质

因为 0~6 个月的宝宝骨骼形成所需要的钙完全来源于妈妈，产后新妈妈消耗的钙量要远远大于普通人，为了满足宝宝发育需要，产后新妈妈应及时补钙。可多吃些乳酪、海米、芝麻或芝麻酱、西蓝花及紫甘蓝等，在家里也要争取多晒太阳。

催乳应循序渐进

新妈妈产后的食疗，也应根据生理变化特点循序渐进，不宜操之过急。尤其是刚刚生产后，胃肠功能尚未恢复，乳腺才开始分泌乳汁，乳腺管还不够通畅，不宜食用大量油腻催乳食品。在烹饪中少用煎炸，多取易消化的带汤的炖菜，食物要以清淡为宜，遵循"产前宜清，产后宜温"的传统，少食寒凉食物，避免进食影响乳汁分泌的食物，如麦芽等。

去水消肿

虽说每天的小便量很多，但是身上还是肿肿的，消水利肿也成为产后新妈妈初期保健的一项重要任务，应多补充些利于消肿的食物。

炖汤时，放点海米、芝麻、乳酪可增加钙的摄入。

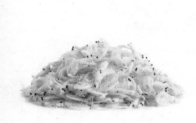

海米

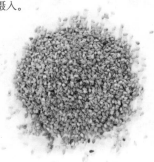

芝麻

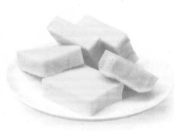

乳酪

本周必吃的 7 种滋补食品

红小豆：消除水肿

产后的新妈妈总是觉得自己的身体有点"虚胖"，红小豆就可以帮助新妈妈消除肿胀感，排除身体里多余的水分，会使身体更轻松，也会让心情变得更舒畅，像是甩掉了身上一个大水袋。

推荐补品：花生红小豆汤（见 82 页）

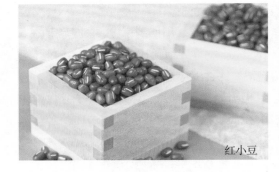

红小豆

芝麻：充分补钙

芝麻性味甘平，具有滋养肝肾、养血的作用。芝麻中含有丰富的不饱和脂肪酸和钙，非常有利于宝宝大脑的发育。产后的新妈妈多吃些芝麻，通过乳汁可以使宝宝吸收到更多的营养成分。

推荐补品：黑芝麻花生粥（见 106 页）

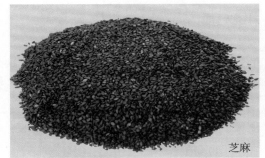

芝麻

猪蹄：催乳佳品

猪蹄中含有丰富的大分子胶原蛋白，对皮肤具有特殊的营养作用，可促进皮肤细胞吸收和贮存水分，防止皮肤干瘪起皱，使皮肤细腻滋润、平整光滑。另外猪蹄茭白汤也是传统的产后催乳佳品。

推荐补品：猪蹄茭白汤（见 81 页）

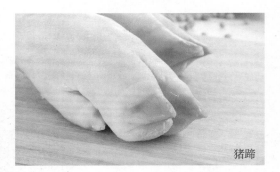

猪蹄

鸭肉：清热凉血

鸭肉性平和而不热，脂肪高而口感不腻，它富含蛋白质、脂肪、铁、钾等多种营养素，有清热凉血的功效。

推荐补品：鸭肉粥（见 133 页）

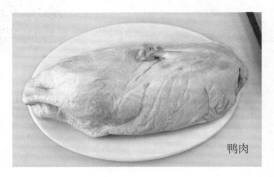

鸭肉

银耳：帮助排毒

银耳具有润肠、益胃、补气、强心的功效。银耳富有天然活性成分：银耳多糖，加上它的滋阴作用，还有辅助祛除脸部黄褐斑、雀斑的功效。银耳还富含膳食纤维，它的膳食纤维可助肠胃蠕动，对于产后有便秘情况的新妈妈会有一定的帮助作用。

推荐补品：香蕉百合银耳汤（见 53 页）

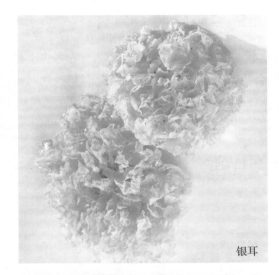

银耳

核桃：健脑益智

核桃是世界四大干果之一，具有丰富的营养，含有各种营养素及钠、镁、锰、铜、硒等多种矿物质。核桃仁含有大量维生素 E 和亚麻油酸，有滋润肌肤、乌发、健脑的作用。当感到疲劳时，嚼些核桃仁，有缓解疲劳和压力的作用。

推荐补品：桃仁莲藕汤（见 94 页）

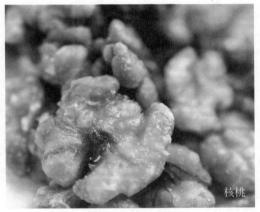

核桃

玉米：促进代谢

玉米中大量的膳食纤维可以加强肠壁蠕动，促使人体内废物的排泄，有利于身体新陈代谢。它还富含谷氨酸等多种人体所需的氨基酸，可以帮助新妈妈增强体力和耐力，预防产后贫血。

推荐补品：鸡肉玉米羹（见 61 页）

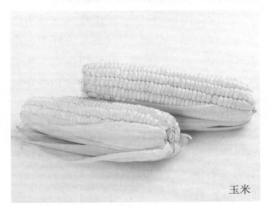

玉米

第 8~14 天的炖补方案

哺乳妈妈这样补

回到家中的新妈妈在情绪上和身体上都会有明显的好转，熟悉的环境、温暖的氛围都会给新妈妈带来良好的感觉，新妈妈此时也已适应产后的生活规律，体力也在慢慢恢复。而且随着宝宝食量的增加，新妈妈会觉得奶水分泌还不是很理想，催乳是当前最重要的事情之一，由于宝宝在 6 个月前每天需要约 300 毫克的钙，新妈妈的补钙问题也不容忽视。

一日食谱举例

早餐
核桃枸杞紫米粥1碗，鸡蛋1个，苹果1个

午餐
米饭1小碗，清炒西蓝花1份，猪蹄茭白汤适量，香蕉1根

下午加餐
花生红小豆汤1碗

晚餐
千层饼适量，木须肉1份，海带豆腐汤适量

晚上加餐
阳春面1小碗，牛奶1杯

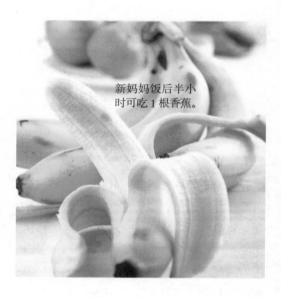

新妈妈饭后半小时可吃 1 根香蕉。

给家人的护理建议：

营造舒适、安静的家居环境

对于刚刚回到家中的新妈妈，应该给她营造一个舒适、安静、空气清新的环境。家里可增加一些绿色植物，也可以插摆一些干花，使得新妈妈回到家里有一种亲切感和归属感。

对于亲朋好友的探望也要征求一下新妈妈的意见，在不打扰宝宝休息、新妈妈处于调理的情况下，可以有选择地进行接待。但最好还是等满月后再接待。

传统与现代对对碰

老人讲：蔬菜水果水气大，月子期间应少食。

新观念：蔬菜水果中膳食纤维含量高，可缓解便秘。

专家说：蔬菜水果如果摄入不够，易导致便秘，医学上称为产褥期便秘症。蔬菜和水果富含维生素、矿物质和膳食纤维，可促进胃肠道功能的恢复，特别是可以预防便秘，帮助达到营养均衡的目的。正确的做法是从可进食正常餐开始，每天半个水果，数日后逐渐增加至1~2个水果。蔬菜开始每餐50克左右，逐渐增加至每餐200克左右。

猪蹄茭白汤：传统催乳佳品

推荐容器：砂锅

备　　料：猪蹄 200 克，茭白片 50 克，葱段、姜片、盐各适量。

做　　法：

1. 猪蹄用沸水烫后刮去浮皮，用小镊子拔去毛，并反复冲洗干净。
2. 将猪蹄放入锅内，加入清水，清水没过猪蹄即可。
3. 将葱段、姜片也一同放入锅内，大火煮沸。
4. 煮沸后汤中会出现一些浮沫，要撇去汤中的浮沫，以保证汤的清透。
5. 改用小火将猪蹄炖至酥烂。
6. 猪蹄酥烂后放入切好的茭白片，再煮 5 分钟，加入盐调味即可。

营养功效

猪蹄可以促进骨髓增长，猪蹄中的胶原蛋白，对皮肤具有特殊的保养作用。这款汤还可有效地增强乳汁的分泌。乳汁滋养着可爱的宝宝一天天长大，妈妈是不是也觉得自己很伟大呢。

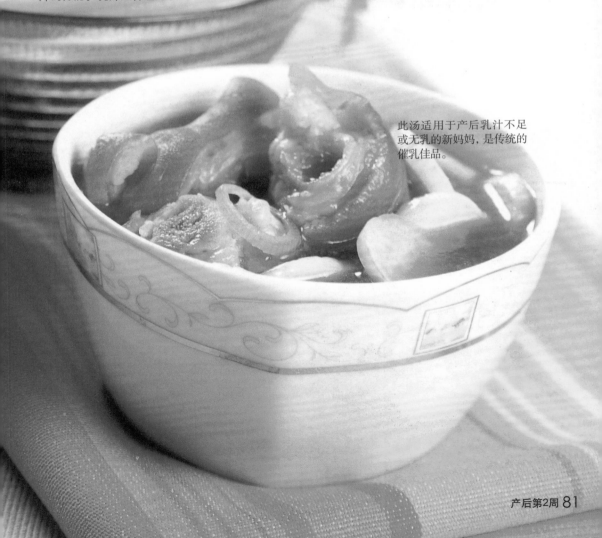

此汤适用于产后乳汁不足或无乳的新妈妈，是传统的催乳佳品。

花生红小豆汤：补血消水肿

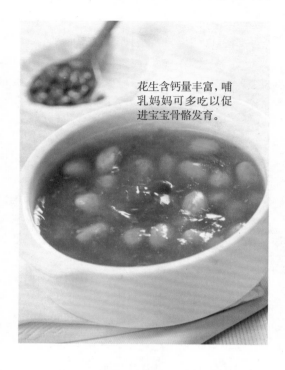

花生含钙量丰富，哺乳妈妈可多吃以促进宝宝骨骼发育。

推荐容器：砂锅

备　　料：红小豆、花生各 50 克，糖桂花 5 克。

做　　法：

1. 将新鲜红小豆与花生清洗干净，并用清水泡 2 小时。
2. 将泡好的红小豆与花生连同清水一并放入锅内，开大火煮沸。
3. 煮沸后改用小火煲 1 小时。
4. 出锅时将糖桂花放入即可。

营养功效

生产时的失血会使新妈妈产生贫血的现象，红小豆有很好的补血作用，同时还可以利尿，有助于新妈妈消肿。

海带豆腐汤：排毒补钙

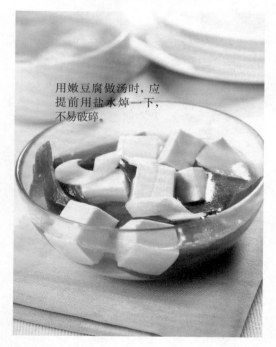

用嫩豆腐做汤时，应提前用盐水焯一下，不易破碎。

推荐容器：砂锅

备　　料：豆腐 100 克，海带 50 克，盐适量。

做　　法：

1. 将豆腐洗净，切成丁。
2. 海带洗净，切成长 3 厘米，宽 1 厘米的条。
3. 锅中加清水，放入海带并用大火煮沸，改用中火将海带煮软。
4. 然后放入豆腐块，以盐调味，把豆腐煮熟即可。

营养功效

豆腐中含丰富的钙，母乳喂养的宝宝，在6个月前每天需要约300毫克的钙，新妈妈提高母乳的含钙量，宝宝是最大的受益者。

白萝卜蛏子汤：增进食欲

推荐容器：不锈钢锅

备　　料：蛏子 100 克，白萝卜 50 克，葱花、姜片、盐各适量。

做　　法：

1. 将蛏子洗净，放入淡盐水中泡 2 小时。
2. 蛏子入沸水略烫一下，捞出剥去外壳。
3. 把白萝卜削去外皮，切成细丝。
4. 锅内放油烧热，放入姜片炒香后，倒入清水、料酒。
5. 将剥好的蛏子肉、萝卜丝一同放入锅内同时炖煮。
6. 汤煮沸后，放入少许盐调味，撒上葱花即可。

营养功效

这款白萝卜蛏子汤可以有效增强新妈妈的食欲，蛏子的含钙量很高，也是能够帮助新妈妈补钙的食物。

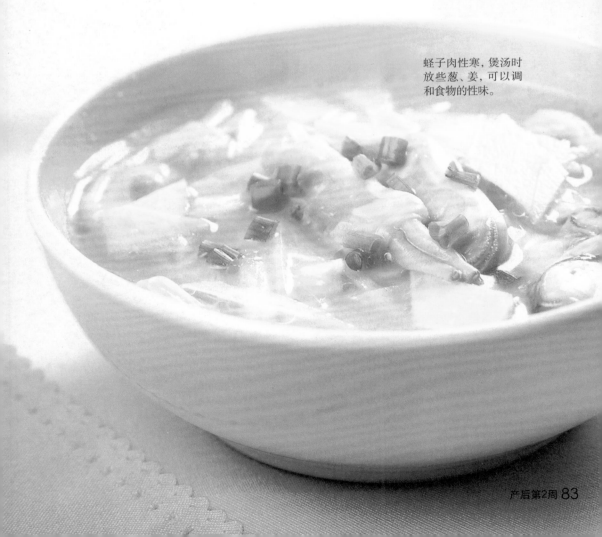

蛏子肉性寒，煲汤时放些葱、姜，可以调和食物的性味。

非哺乳妈妈这样补

新妈妈如果患有比较严重的慢性疾病，如有较严重的心脏病、肾脏病以及糖尿病等，都不太适合给宝宝进行哺乳。勉强坚持给宝宝进行母乳喂养，对妈妈与宝宝的健康都会有所影响。

非哺乳妈妈的进补就要格外用心和注意，除了要增加全面的营养补充体力外，还可适当增加帮助新妈妈回乳的食物，以免补得太过，引起内热。补充的热量也要相应低一些，便于新妈妈产后身材的恢复。

一日食谱举例

早餐

面包两片，牛奶1杯，苹果1个

午餐

小米饭1碗，虾仁西蓝花1份，黄芪枸杞母鸡汤适量

下午加餐

海带豆腐汤适量

晚餐

花卷半个，炒猪腰1份，花生红小豆汤适量

晚上加餐

葛根粉1碗

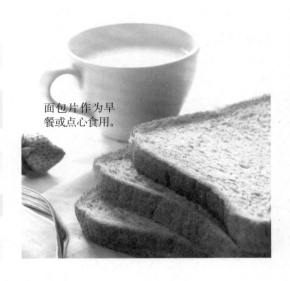

面包片作为早餐或点心食用。

给家人的护理建议：

让新妈妈多参与宝宝的喂养工作

如果新妈妈不能进行母乳喂养，家人一定要多体谅，多宽慰新妈妈，尽量不要让新妈妈有负疚感。人工喂养时多让新妈妈参与，家人不能一味地代替新妈妈，让新妈妈与宝宝尽快建立亲密的母子关系，让宝宝熟悉妈妈的味道。

传统与现代对对碰

老人讲：红糖水要继续多喝。

新观念：红糖水没必要补充得太多。

专家说：新妈妈在分娩后元气大损，多吃一些红糖的确可以补养身体。红糖具有益气养血、健脾暖胃、驱散风寒、活血化瘀的功效，可以帮助新妈妈补充碳水化合物和补血，促进恶露排出，有利于子宫复位。

但不可因红糖有如此多的益处，就认为吃得越多越好。红糖水喝得过多会增加恶露中的血量，造成继续失血，反而会引起贫血。新妈妈在产后喝红糖水的时间，以7~10天为宜。过多饮用红糖水还会损坏新妈妈的牙齿。

黄芪枸杞母鸡汤：增强抵抗力

推荐容器：砂锅

备　　料：母鸡 200 克，黄芪 30 克，枸杞子 15 克，红枣 10 颗，姜片、盐、米酒各适量。

做　　法：

1. 将黄芪、枸杞子、姜片洗净并放入调料袋内。
2. 母鸡斩成小块，放入沸水中烫一会儿后，捞出洗净。
3. 将母鸡块、红枣和调料袋一起放入锅内，加清水。
4. 大火煮开后，改小火炖 1 小时，出锅前加盐、米酒调味即可。

营养功效

母鸡肉蛋白质的含量比例较高，而且消化率高，很容易被人体吸收利用。母鸡肉含有对人体生长发育有重要作用的磷脂类，是产后膳食结构中脂肪和磷脂的重要来源之一。

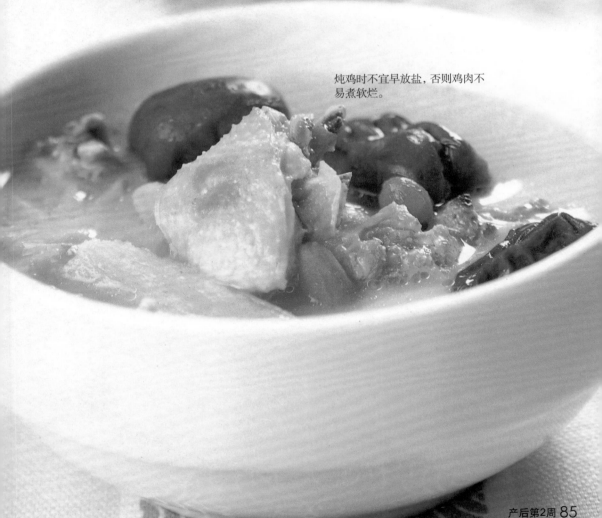

炖鸡时不宜早放盐，否则鸡肉不易煮软烂。

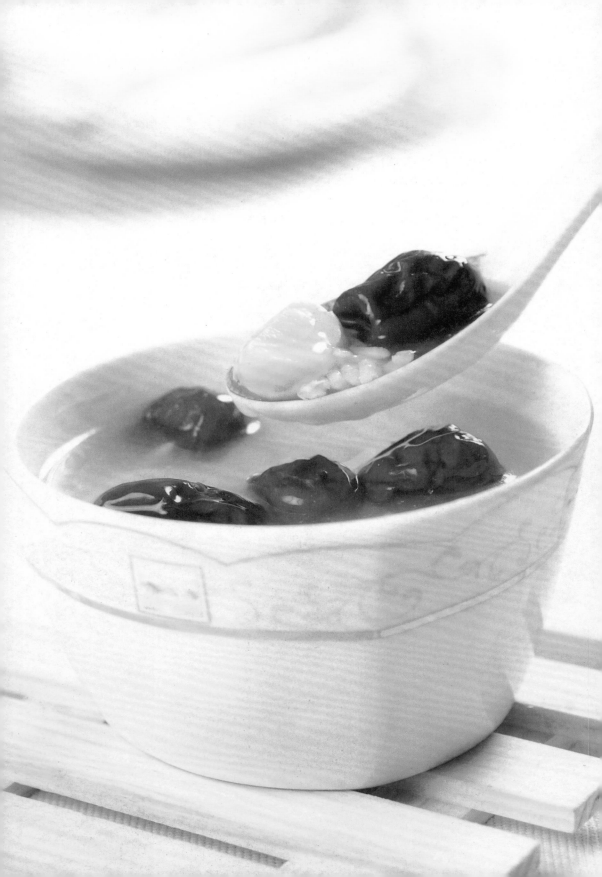

产后第 3 周

　　从第 3 周开始进补了，新妈妈可多吃些高蛋白食物。除了凉菜不能吃，其他鸡肉、鸭肉、鱼肉都可以吃，只要不油腻就行。整个月子期间，饮食上一定要保证淡盐少油，防止便秘的发生，也有利于身材的恢复。

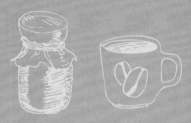

新妈妈的身体变化

乳房

产后第 3 周，乳房开始变得比较饱满，肿胀感也在减退，清淡的乳汁渐渐浓稠起来。每天哺喂宝宝的次数增多，偶尔会有漏乳的现象产生，新妈妈要及时更换乳垫，不要等乳垫硬了再换，内衣也一样，不要让硬的东西刺激乳头。

胃肠

随着宝宝食量的增加，新妈妈的食欲恢复到从前，饿的感觉时常出现。通过产后前两周的调整和进补，新妈妈的胃肠已适应了少食多餐的饮食规律，特别是汤水为主的饮食。

子宫

产后第 3 周，子宫基本收缩完成，已恢复到骨盆内的位置，子宫内的污血也快完全排出了，子宫将成为真空状态。此时雌性激素的分泌将会特别活跃。

伤口及疼痛

会阴侧切的伤口已没有明显的疼痛，但是剖宫产妈妈的伤口内部，会出现时有时无的疼痛，只要不持续疼痛，没有分泌物从伤口处溢出，大概再过两周就可以完全恢复正常了。

恶露

产后第 3 周是白色恶露期，此时的恶露已不再含有血液，而含有大量的白细胞、退化蜕膜、表皮细胞和细菌，使恶露变得黏稠而色泽发白。新妈妈不要误认为恶露已尽，就不注意会阴的清洗和保护，白色恶露还会持续 1~2 周。

排泄

随着食欲的增加，明显比前两周吃得多，但是为了催乳而喝下的比较油腻的汤，会使新妈妈有轻微的腹泻，如果是这样的话，建议每餐适量减少一点催乳汤的摄入量，增加些淀粉类食物。

心理

度过了产后抑郁和焦虑而导致的失眠时期，新妈妈已经"疯狂"地爱上了那个每天与她朝夕相处的宝宝，他的一举一动都牵动着新妈妈的心，总也看不够，偶尔也会想象他将来长大的样子。

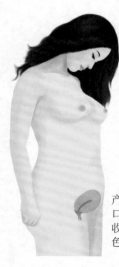

产后第 3 周阴道内的伤口大体痊愈，子宫也基本收缩完成，恶露也变为黄色并成奶油状。

催乳为主的第 3 周

催乳为主

宝宝吃奶的需求增大了，总是把妈妈的乳房吃得瘪瘪的，催乳成为新妈妈当前进补主要的目的。哺乳期大概为一年的时间，所以产后初期保证良好的乳汁分泌和乳腺畅通，会给整个哺乳期提供保障。

补血为辅

恶露虽然已经排得差不多了，但是这些天的大量失血，新妈妈的身体状况也发出"警报"，总感觉疲劳乏力，提不起精神来。醒来后偶尔还有眩晕的感觉，缺血使产后新妈妈的身体失去了活力。简单而方便的补血方式，随时可以进行，红枣茶、红枣粥、蜜枣汤都是方便易做的优质补品。

趁热食用

生完宝宝之后，发现时间过得非常快，每天都忙碌而充实，一会儿宝宝拉便便了，一会儿又该给宝宝喂奶了，等处理完这些事情才发现，刚刚热气腾腾的饭菜已经凉了。这时，新妈妈千万不要图省事，一定要再重新加热，将饭菜处理得当后再吃。

谢绝零食

新妈妈在怀孕前如有吃零食的习惯，在哺乳期内要谢绝零食的摄入。大部分的零食都含有较多的盐和糖，有些还是经过高温油炸过的，并加有大量的食用色素。对于这些零食，新妈妈要暂时"忍痛割爱"，避免食用后对宝宝的健康产生不必要的危害。

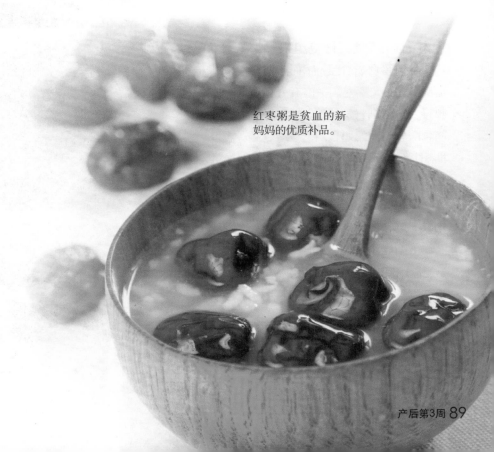

红枣粥是贫血的新妈妈的优质补品。

本周必吃的 8 种补气养血食物

乌鸡：补养气血

与一般鸡肉相比，乌鸡肉含有多种氨基酸，其维生素 B_2、维生素 E、磷、铁、钾、钠的含量更高，而胆固醇和脂肪含量则很低，是补气虚、养身体的上好佳品。食用乌鸡对于产后虚弱的新妈妈有帮助。

推荐补品： 姜枣枸杞乌鸡汤（见 93 页）

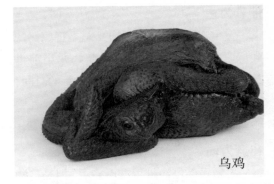

乌鸡

虾：养血通乳

虾营养丰富，且其肉质松软，易消化，对身体虚弱以及产后需要调养的新妈妈是很好的食物。虾的通乳作用较强，并且富含磷、钙，对产后乳汁分泌较少、胃口较差的新妈妈有补益功效。

推荐补品： 明虾炖豆腐（见 94 页）

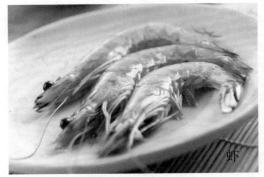

虾

牛肉：补充失血、修复组织

牛肉蛋白质含量高，而脂肪含量低，味道鲜美，受人喜爱。牛肉有补中益气、滋养脾胃、强健筋骨的功效，适合产后气短体虚、筋骨酸软的新妈妈食用。

推荐补品： 莲藕炖牛腩（见 115 页）

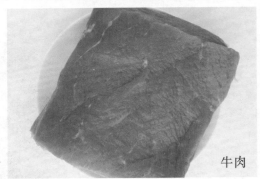

牛肉

山药：补虚劳益气力

山药性平微温、味甘，含有氨基酸、胆碱、维生素 B_2、维生素 C 及钙、磷、铜、铁等。山药有益气补脾、帮助消化、缓泻祛痰等作用，所以其是滋补及食疗佳品。

推荐补品： 山药粥

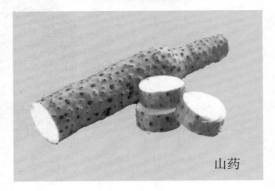

山药

栗子：既补肾又补脑

栗子味甘性温，含有脂肪、钙、磷、铁和多种维生素，特别是 B 族维生素、维生素 C 和胡萝卜素的含量高于一般干果。栗子有补肾的功效，对于产后肾虚腰痛、四肢疼痛的新妈妈能起到很好的滋补作用。

推荐补品：红枣栗子粥（见 95 页）

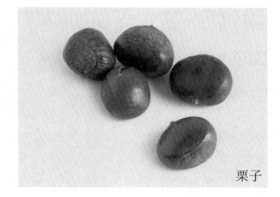

栗子

红枣：补血安神

红枣是一种营养佳品，被誉为"百果之王"。红枣含有丰富的维生素 A、B 族维生素、维生素 C 等人体必需的维生素和氨基酸、矿物质。红枣具有益气养肾、补血养颜、补肝降压、安神、治产后风虚劳损之功效。产后气血两亏的新妈妈，坚持用枣煲汤，能够补血安神。

推荐补品：牛奶红枣粥（见 34 页）

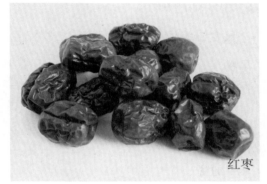

红枣

菠菜：补血止血

菠菜含有丰富的维生素 C、胡萝卜素及铁、钙、磷等矿物质，可补血止血，利五脏，通血脉，止咳润肠，滋阴平肝，助消化。

推荐补品：番茄菠菜蛋花汤（见 41 页）

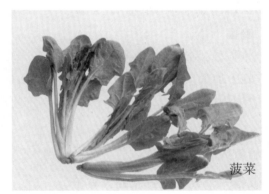

菠菜

香蕉：调整胃肠功能

香蕉的糖分可迅速转化为葡萄糖，立刻被人体吸收，是一种快速的能量来源。香蕉内含丰富的可溶性纤维，也就是果胶，可帮助消化，调整胃肠机能。

推荐补品：香蕉牛奶羹（见 132 页）

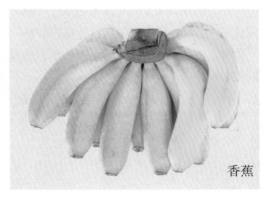

香蕉

第 15~21 天的炖补方案

哺乳妈妈这样补

宝宝的体重和身高都在增长，那是妈妈辛勤哺育的结果。

产后第 3 周，新妈妈身上的不适感在减轻，比起前 2 周无论从身体上还是精神上都会轻松很多。新妈妈的全部心思都放在喂养宝宝上，促进乳汁分泌还是重中之重，产后贫血也要避免发生。

催乳的乌鸡汤、猪蹄汤，补血的红枣栗子粥等要常吃。为了宝宝的健康成长，新妈妈尽量要做到不挑食。

一日食谱举例

早餐

杏仁提子粳米粥1碗，鸡蛋1个，苹果1个

午餐

米饭1碗，肉片炒青椒1份，姜枣枸杞乌鸡汤适量

下午加餐

花生红小豆汤1碗，香蕉1根

晚餐

烧饼1块，红枣栗子粥1碗，红烧茄子1份

晚上加餐

明虾炖豆腐适量

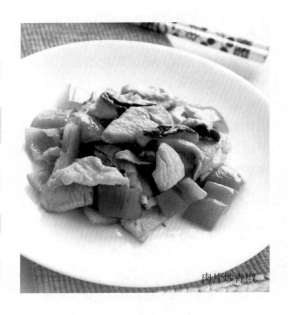

肉片炒青椒

给家人的护理建议：

准备一个柔软而舒服的大靠垫

每天新妈妈喂奶时间都在延长，坐的时间比较久，细心的家人应该给新妈妈准备一个柔软而舒服的大靠垫，避免因久坐而造成的腰酸背痛。

传统与现代对对碰

老人讲：用火腿煲汤又快又有营养。很多地方，都有给刚生完小孩的产妇送火腿的习惯，这是老祖宗留下来的一种习俗。

新观念：还是喝点鸡汤、猪蹄汤比较好，火腿这种冷加工的食品，含有防腐剂，还是少吃为宜。

专家说：火腿本身是腌制食品，含有亚硝酸盐类物质。亚硝酸盐如摄入过多，人体不能代谢，蓄积在体内，会对健康产生危害。新妈妈多吃火腿，火腿里的亚硝酸盐就会进入乳汁里，并进入宝宝体内，给宝宝的健康带来潜在的危害。所以，新妈妈不宜多吃火腿。

姜枣枸杞乌鸡汤：提升免疫力

推荐容器：砂锅

备　　料：乌鸡 1 只，生姜 20 克，红枣 6 颗，枸杞子 10 克，盐适量。

做　　法：

1. 乌鸡开膛，去内脏，洗净。

2. 将乌鸡放进温水里用大火煮，待水沸后捞出乌鸡，放进清水里洗去浮沫，斩块。

3. 将红枣、枸杞子洗净；生姜洗净去皮，拍碎。

4. 将红枣、枸杞子、生姜、乌鸡放入锅内，加水大火煮开。

5. 改用小火炖至乌鸡肉熟烂。

6. 出锅时加入适量盐调味即可。

营养功效

乌鸡可滋补肝肾，益气补血，滋阴清热，对产后气虚、血虚、脾虚、肾虚等症尤为有效，还能调节人体免疫功能。宝宝免疫力的强弱取决于妈妈乳汁的质量。

乌鸡汤很清甜，调味时可少放点盐，以免影响口味。

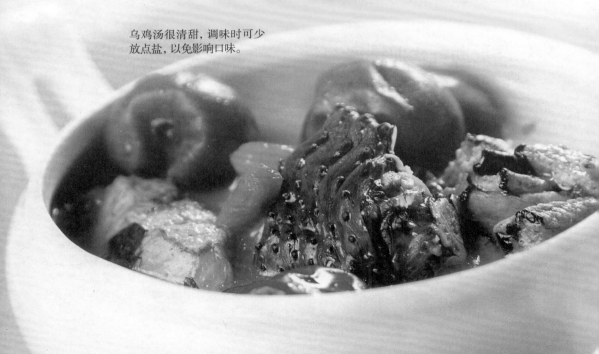

明虾炖豆腐：通乳养血

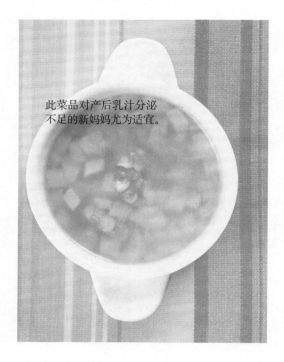

此菜品对产后乳汁分泌不足的新妈妈尤为适宜。

推荐容器：不锈钢锅

备　　料：明虾、豆腐各100克，姜片、盐各适量。

做　法：

1.将虾线挑出，去头、去壳，洗净备用。

2.豆腐切成小块，备用。

3.锅置火上，加适量清水后放入明虾、豆腐块和姜片，煮沸，转小火炖至虾肉熟透。

4.拣去姜片，放入盐调味即可。

营养功效

明虾富含磷、钙，且其肉质松软，易消化，对产后身体虚弱的新妈妈是很好的进补食物。

桃仁莲藕汤：止血逐瘀

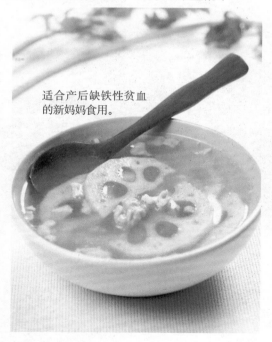

适合产后缺铁性贫血的新妈妈食用。

推荐容器：砂锅

备　　料：莲藕150克，核桃仁10克，红糖适量。

做　法：

1.莲藕洗净切成片，核桃仁敲碎，备用。

2.将敲碎的核桃仁、莲藕片放锅内，加清水用小火慢煮至莲藕绵软。

3.出锅时加适量红糖调味即可。

营养功效

莲藕含丰富的维生素K，具有收缩血管和止血的作用，对于产后第3周还排出红色恶露的新妈妈有帮助。多从母乳中摄入这些维生素，对于宝宝的成长也很有利。

红枣栗子粥：强身健脑

推荐容器：砂锅

备　　料：栗子 8 个，红枣 6 颗，粳米 100 克。

做　　法：

1. 将栗子煮熟之后去皮备用。
2. 红枣洗净备用。
3. 粳米洗净，用清水浸泡 30 分钟。
4. 将粳米、煮熟的栗子、红枣放入锅中，加清水煮沸。
5. 转小火煮至粳米熟透即可。

营养功效

红枣富含维生素C和铁，栗子富含碳水化合物及矿物质等，与粳米搭配煮粥，对健脑与强身都有显著的作用。

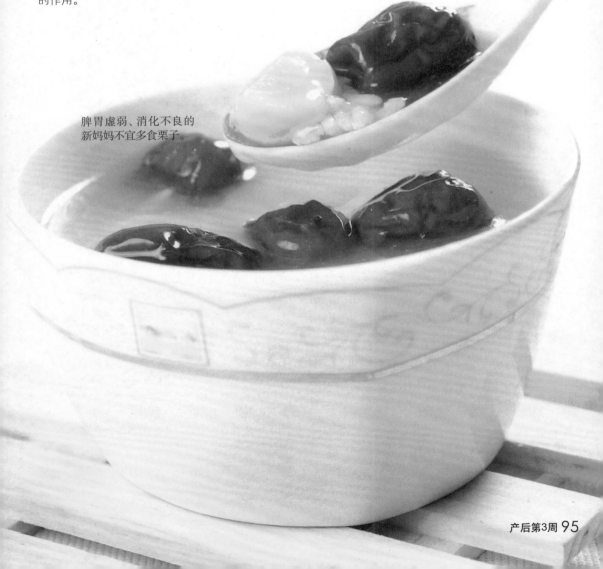

脾胃虚弱、消化不良的新妈妈不宜多食栗子。

非哺乳妈妈这样补

产后不能给宝宝进行母乳喂养的新妈妈，心里也不要有负担，人工喂养的宝宝也一样会健康强壮。

非哺乳妈妈忙于回乳的同时，也要适当进补，毕竟经过那么"漫长"的产程，身体的恢复也不是一蹴而就的事情。选择低脂、低热量，但是滋补功能强的食物作为有益的补充，也是必要的。

一日食谱举例

早餐
麦芽粥1碗，鸡蛋1个，苹果1个

午餐
虾仁煨面1碗，香蕉1根

下午加餐
花生红小豆汤1碗

晚餐
杏仁薏仁粥1碗，红烧牛腩1份

晚上加餐
全麦面包2片，牛奶1杯

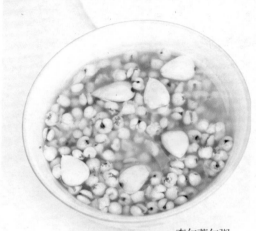

杏仁薏仁粥

给家人的护理建议：

回乳食谱多样化

为了帮助非哺乳妈妈进行回乳，这期间需要多吃一些麦芽粥之类的食物。麦芽有行气消食、健脾开胃、退乳消胀的功效。适宜于食积不消、脾虚食少、乳汁淤积、乳房胀痛、断乳的新妈妈食用。麦芽粥里可以增加些有营养的食材，比如杏仁、核桃仁、牛奶等，让回乳食谱也多样化，促进新妈妈的食欲，帮助身体恢复。

传统与现代对对碰

老人讲： 月子里不能洗澡。

新观念： 只要注意避免受风寒，还是可以洗澡的。

专家说： 非哺乳妈妈如果伤口恢复得好，可以在这一周内洗澡。产后洗澡应做到"冬防寒，夏防暑，春秋防风"。冬天沐浴，必须密室避风，浴室宜暖，洗澡水不能过热，避免洗澡时大汗淋漓。汗出太多易致头昏、晕闷、恶心等。夏天浴室要空气流通，洗浴水保持37℃左右，不可贪凉用冷水，图一时之欢而后患无穷。家人要帮助新妈妈看守门窗，协助控制洗澡时间，要及时清理浴室，不让潮气过分地集中在浴室里。

麦芽粥：回乳

推荐容器：砂锅

备　　料：粳米 50 克，生麦芽、炒麦芽各 60 克，红糖适量。

做　　法：

1. 粳米洗净，用清水浸泡 30 分钟。
2. 将生麦芽与炒麦芽一同放入锅内，加清水大火煎煮。
3. 将粳米放入锅中与麦芽一起煮。
4. 煮到粳米软烂，加入红糖即可。

营养功效

生麦芽中所含麦角类化合物有抑制催乳素分泌的作用。此粥有回乳作用，适于产后需要回乳的新妈妈食用。

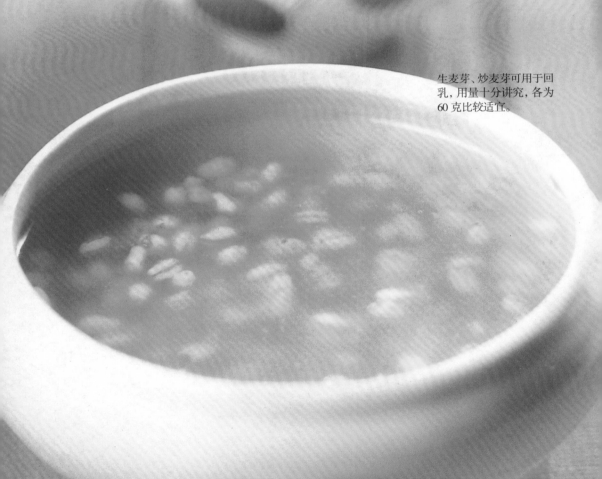

生麦芽、炒麦芽可用于回乳，用量十分讲究，各为 60 克比较适宜。

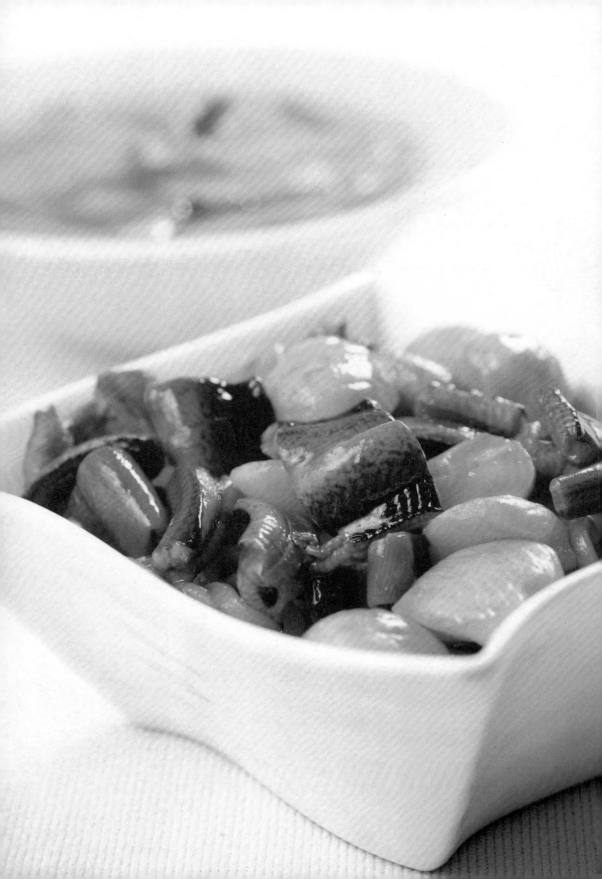

产后第 4 周

　　第 4 周是新妈妈体质完全恢复的冲刺期，身体各个器官逐渐恢复到产前的状态，此时可以大量进补了，可以选择一些热量高的食材，进补的量要循序渐进。煲汤进补加中药时要注意选择无副作用的枸杞子、当归等。

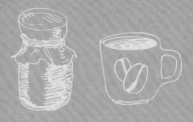

新妈妈的身体变化

乳房

此时新妈妈的乳汁分泌已经增多，但同时也容易得急性乳腺炎，因此要密切观察乳房的状况。如患轻度乳腺炎，一定要稳定情绪，勤给宝宝喂奶，让宝宝尽量把乳房里的乳汁一次吃干净。

胃肠

产后大量的进补和产前增加的体重，都给胃肠增加了不少的负担，经过连续3周的恢复期，新妈妈的胃肠功能先恢复。

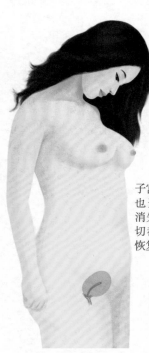

子宫大体复原，腹部也开始收缩，恶露消失，变成白带，一切都在向好的方向恢复。

子宫

产后第4周时，子宫大体复原，新妈妈应该坚持做些产褥体操，以促进子宫、腹肌、阴道、盆底肌的恢复。

伤口及疼痛

剖宫产妈妈手术后伤口上留下的痕迹，一般呈白色或灰白色，光滑、质地坚硬，这个时期开始有瘢痕增生的现象，局部发红、发紫、变硬，并突出皮肤表面。瘢痕增生期持续3个月至半年左右，纤维组织增生逐渐停止，瘢痕也会逐渐变平变软。

恶露

产后第4周白色恶露基本上也排除干净了，变成了普通的白带。但是也要注意会阴的清洗以及勤换内裤。

排泄

随着胃肠功能的恢复，产后最初的便秘问题已解决，但妈妈还要坚持养成定时排便的习惯，不要因为照顾宝宝而打乱了正常的生理作息。

心理

想想再过几天就可以带着宝宝在晴朗的午后一同去晒太阳，一同感受外面的世界。家庭由二人世界进入到三人天地，生活从此多了更新鲜、更有趣的色彩，生了宝宝觉得生活更充实、更踏实。

特别提示

本周起，新妈妈的身体大体复原，此时对饮食的要求已没有那么严苛，你可以根据自己的饮食习惯和需求选择本周推荐食谱或者前3周推荐的食谱。

增强体质的第 4 周

注意胃肠保健

第 4 周与前 3 周相比，滋补的高汤都比较油腻，此时要注意胃肠的保健，不要过多地刺激肠胃，出现腹痛或者是腹泻。注意三餐合理的营养搭配，让肠胃舒舒服服最关键。

早餐可多摄取五谷杂粮类食物，午餐可以多喝些滋补的高汤，晚餐要加强蛋白质的补充，加餐则可以选择桂圆粥、荔枝粥、牛奶等。

增强体质

无论是需要哺乳的新妈妈，还是不需要哺乳的新妈妈，产后第 4 周的进补都不要掉以轻心，本周可是恢复产后健康的关键时期。身体各个器官逐渐恢复到产前的状态，都正常而良好地"工作"着，它们需要有更多的营养来帮助运转，尽快提升元气。

按时定量进餐

虽然经过前 3 周的调理和进补，新妈妈的身体得到了很好的恢复，但是也不要放松对于身体的呵护，不要因为照顾宝宝太过于忙乱，而忽视了进餐时间。宝宝经过 3 周的成长，也培养了较有规律的作息时间，吃奶、睡觉、拉便便等。新妈妈都要留心记录，掌握宝宝的生活规律，相应安排好自己的进餐时间。妈妈还要根据宝宝吃奶量的多少，定量进餐。

中药煲汤需留意

如果需要，在第 4 周的时候，可以用些中药来煲汤给新妈妈进补，不同的中药特点各不相同，用中药煲汤之前，必须事先了解中药的寒、热、温、凉等各种属性。选材时，最好选择无副作用的枸杞子、当归、黄芪等。

炖鸡汤、鱼汤时，可放些黄芪、当归、枸杞子等中药材，以提升元气。

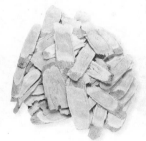

黄芪

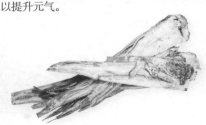

当归

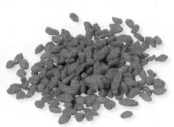

枸杞子

本周必吃的 6 种补气血食物

牛蒡：增强体力

    牛蒡别名大力子、东洋参、牛鞭菜等。牛蒡子和牛蒡根既可入药也可食用，是一种营养价值较高的中药材，富含菊糖、膳食纤维、蛋白质、钙、磷、铁等人体所需要的多种矿物质、氨基酸。此外，牛蒡内的纤维可以刺激大肠蠕动，帮助排便，降低体内胆固醇，减少毒素、废物在体内积存。

推荐补品：胡萝卜牛蒡排骨汤（见 105 页）

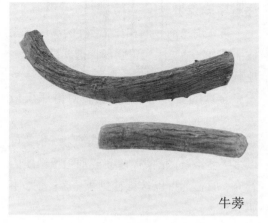

牛蒡

鳝鱼：健脑增视力

    鳝鱼中含有丰富的 DHA 和卵磷脂、蛋白质。蛋白质是构成人体各器官组织细胞膜的主要成分，而且 DHA 和卵磷脂是脑细胞不可缺少的营养素。鳝鱼还有很强的补益功效，特别对产后身体虚弱的妈妈补益效果更为明显，它有补气养血、温阳健脾、滋补肝肾、祛风通络等功效。

推荐补品：栗子黄鳝煲（见 105 页）

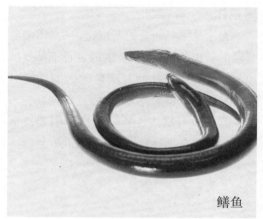

鳝鱼

猪肝：补血抗氧化

    肝脏是动物体内储存养料和解毒的重要器官，含有丰富的营养物质，具有营养保健功能，是较理想的补血佳品之一。猪肝中还具有维生素 C 和矿物质硒，能增强人体的免疫力，抗氧化，防衰老。

推荐补品：麻油猪肝汤（见 39 页）

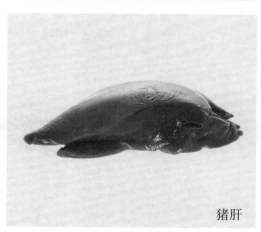

猪肝

牛奶：理想的天然食品

　　牛奶营养丰富，富含人体必需的多种氨基酸，牛奶中的蛋白质消化率高，容易消化吸收，且食用方便，是"接近完美的食品"，人称"白色血液"，是较理想的天然食品。

推荐补品：*牛奶红枣粥*（见 34 页）

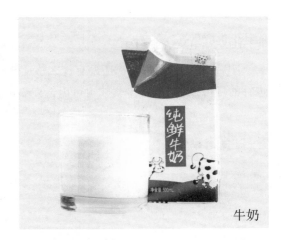

牛奶

桂圆：安神补气

　　桂圆又名龙眼，营养丰富，含有葡萄糖和蔗糖及多种维生素，性温、味甘。可补心脾、补气血、安神，可治失眠、健忘、惊悸，适用于产后体虚、气血不足或营养不良、贫血的新妈妈食用。

推荐补品：*银耳桂圆莲子汤*（见 132 页）

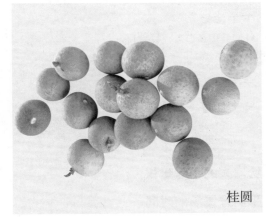

桂圆

枸杞子：调节免疫功能

　　枸杞子的营养成分丰富，是营养较全面的天然食物。枸杞子中含有氨基酸、维生素和铁、锌、磷、钙等人体必需的养分，有促进和调节免疫功能，保肝和抗衰老的药理作用，具有不可代替的药用价值。

推荐补品：*黄芪枸杞母鸡汤*（见 85 页）

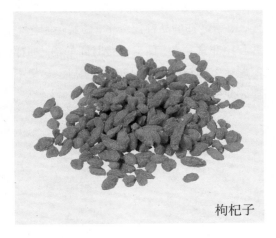

枸杞子

第 22~28 天的炖补方案

哺乳妈妈这样补

产后的时间过得很快，还没有什么感觉已经到了第4周。这时大量进补是非常必要的，进补的量可以适当增加，食物也可以选择热量高的，如牛蒡排骨汤、栗子黄鳝煲等。

一日食谱举例

早餐

鸡蛋玉米羹1碗，苹果1个

午餐

米饭1碗，素什锦1份，胡萝卜牛蒡排骨汤适量

下午加餐

桂圆红枣汤适量，香蕉1根

晚餐

花卷1个，香菇油菜1份，栗子黄鳝煲适量

晚上加餐

黑芝麻花生粥1碗

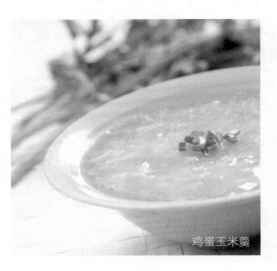
鸡蛋玉米羹

给家人的护理建议：

平衡好煲汤的时间

这个时期是新妈妈需要大量进补的时候，由于进补的品种比较多，要避免制作一些程序非常复杂，而且耗费时间的汤，那样照顾宝宝和新妈妈的时间就会减少，尽量不要顾此失彼。

传统与现代对对碰

老人讲：体力恢复期，可以多吃些巧克力进行补充。

新观念：巧克力中有可可碱，多吃会对宝宝有影响。

专家说：哺乳期的妈妈过多食用巧克力，会对宝宝的发育产生不良的影响。因为巧克力所含的可可碱会通过母乳在宝宝体内蓄积。可可碱能伤害神经系统和心脏，并使肌肉松弛，排尿增加，使宝宝消化不良、睡眠不稳、哭闹不停。新妈妈经常吃巧克力还会影响食欲，不但使身体所需营养供给不足，高热量还会使身体发胖，影响妈妈的身体健康和宝宝的生长发育。

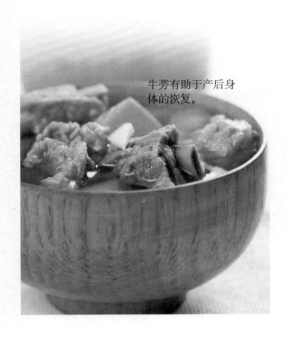

牛蒡有助于产后身体的恢复。

胡萝卜牛蒡排骨汤：增强体力

推荐容器：砂锅

备　　料：排骨 200 克，牛蒡、胡萝卜各 50 克，盐适量。

做　　法：

1. 排骨洗净斩段备用；牛蒡清理干净切段备用；胡萝卜洗净切块备用。
2. 把所有食材一起放入锅中，加清水用大火煮开后，转小火再炖 1 小时；出锅时加盐调味即可。

营养功效

牛蒡含有一种非常特殊的成分牛蒡苷，可助筋骨发达，增强体力。

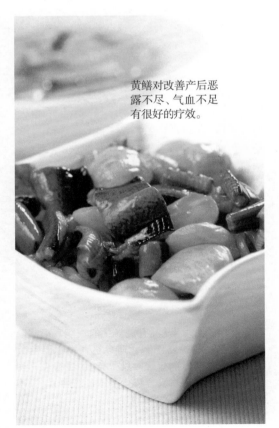

黄鳝对改善产后恶露不尽、气血不足有很好的疗效。

栗子黄鳝煲：让新妈妈体力更充沛

推荐容器：砂锅

备　　料：黄鳝 200 克，栗子 50 克，姜片、盐各适量。

做　　法：

1. 黄鳝剖腹去内脏，洗净后用热水烫去黏液，再进行加工。
2. 将处理好的黄鳝切成 4 厘米长的段，放盐拌匀，备用。
3. 栗子洗净去壳，备用。
4. 将黄鳝段、栗子、姜片一同放入锅内，加入清水煮沸后，转小火再煲 1 小时。
5. 出锅时加入盐调味即可。

营养功效

黄鳝味甘性温，能补五脏、填精养血、除风湿、活筋骨，可滋阴补血，对新妈妈筋骨酸痛、浑身无力、精神疲倦、气短懒言等都有良好疗效。其蛋白质含量比其他鱼类多，是很好的补益食材。妈妈体力充沛，宝宝也有活力。

鸡蛋玉米羹：补营养，养视力

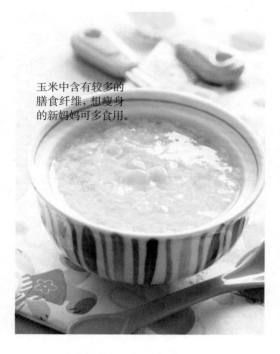

玉米中含有较多的膳食纤维，想瘦身的新妈妈可多食用。

推荐容器：砂锅

备　　料：玉米粒100克，鸡蛋2个，盐、白糖各适量。

做　　法：

1. 将玉米粒用搅拌机打成玉米蓉。
2. 鸡蛋打散成蛋液，备用。
3. 将玉米蓉放入锅中，加清水大火煮沸后，转小火再煮20分钟。
4. 鸡蛋液慢慢倒入锅中，转大火并不停搅拌。再次煮沸后，放盐和白糖调味即可。

营养功效

玉米味甘而性平，能调中健胃，利尿消肿。玉米所含亚油酸、维生素E等，可以促进细胞分裂，延缓衰老，降低血清胆固醇，其所含胡萝卜素、黄体素、玉米黄质等，可帮助妈妈与宝宝恢复和发育视力。

黑芝麻花生粥：补充维生素E

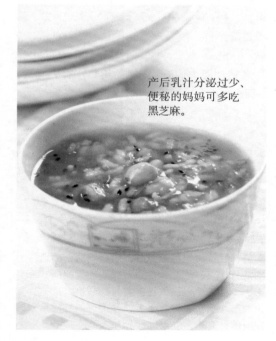

产后乳汁分泌过少、便秘的妈妈可多吃黑芝麻。

推荐容器：不锈钢锅

备　　料：黑芝麻、花生、粳米各50克，冰糖适量。

做　　法：

1. 粳米洗净，用清水浸泡30分钟，备用。
2. 黑芝麻炒香，碾碎。
3. 将粳米、黑芝麻、花生一同放入锅内，加清水用大火煮沸后，转小火再煮至粳米熟透。
4. 出锅时加入冰糖调味即可。

营养功效

黑芝麻中的维生素E具有抗氧化的功能，能够清除自由基，保护红细胞，避免贫血发生。宝宝在出生时，通过胎盘吸收维生素E的量很少，如果新妈妈本身在饮食过程中摄取的维生素E又不足，会导致宝宝维生素E缺乏。

非哺乳妈妈这样补

非哺乳妈妈在白天宝宝睡觉的时候，可以做一些轻微的活动，在窗前晒一晒太阳，在客厅内散散步，或者是听一些舒缓的音乐，记录一下宝宝成长日记，让时间在你的安排下生动起来。

新妈妈也需要好好恢复体力，多吃多休息，为照顾宝宝打好基础。这一周内还要充分了解和熟悉宝宝的各种生活规律和习惯，与宝宝建立默契的母子关系。

一日食谱举例

早餐

花生麦片粥1碗，鸡蛋1个，苹果1个

午餐

米饭1碗，牛蒡炖排骨1份

下午加餐

花椒红糖饮1杯，甜橙1个

晚餐

肉松卷1块，干锅娃娃菜1份，番茄蛋花汤适量

晚上加餐

虾仁蒸饺适量

给家人的护理建议：

避免长时间久站

如果非哺乳的新妈妈一定要做些家务活的话，要避免马上干一些类似做饭、洗衣服等长时间需要站立的活。如果是想活动活动，厨房温度又适宜，可在产后第4周，在护理人员的帮助下从小事开始做起。洗衣服的话要等到第5周以后才可以进行。

传统与现代对对碰

老人讲：山楂有刺激作用，产后不宜吃。

新观念：山楂开胃消食，可帮助子宫收缩。

专家说：山楂对子宫有兴奋作用，可刺激子宫收缩，能促进排出子宫内的淤血，减轻腹痛。新妈妈产后过度劳累，往往食欲不振、口干舌燥、饭量减少。如果适当吃些山楂，能够增进食欲、帮助消化，有利于身体康复。

花椒红糖饮：缓解乳房胀痛

推荐容器：砂锅

备　　料：花椒、红糖各30克。

做　　法：

1. 将花椒先放在清水中泡1小时。

2. 锅置火上，倒入花椒连同浸泡的水，再大火煮10分钟。

3. 出锅时加入红糖即可。

营养功效

帮助新妈妈回乳，减轻乳房胀痛。

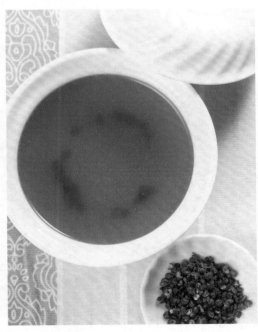

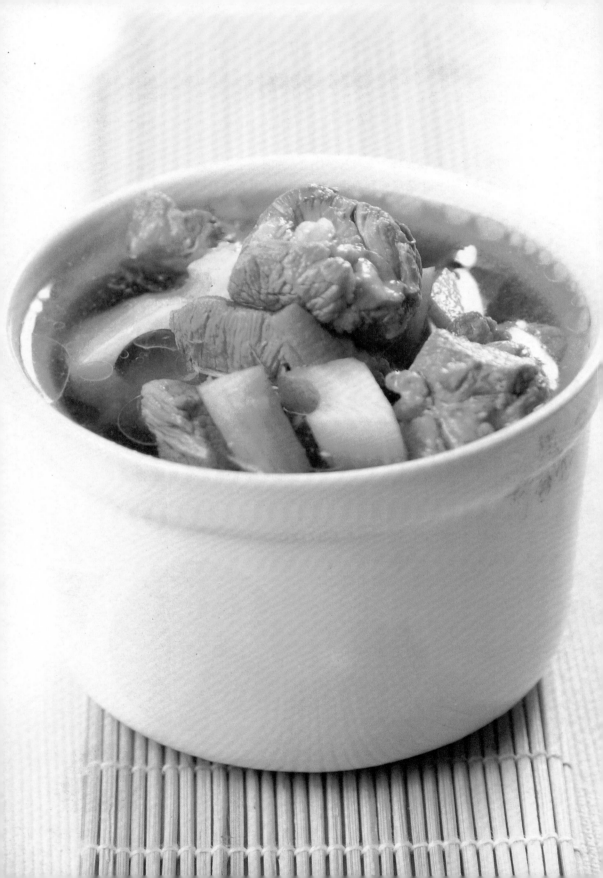

产后第 5~6 周

此时的饮食依然不能掉以轻心，尤其是哺乳妈妈。但也要注意控制脂肪的摄入，不要吃含太多油脂的食物，以防乳汁变浓稠阻塞乳腺，同时不利于产后瘦身。

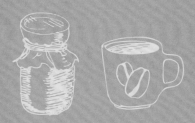

新妈妈的身体变化

乳房

在哺乳期要避免体重增加过多，因为肥胖可能促使乳房下垂。哺乳期的乳房呵护对预防乳房下垂特别重要，由于新妈妈在哺乳期乳腺内充满乳汁，重量明显增加，更容易加重下垂的程度。在这一关键时期，一定要讲究胸衣的穿戴，同时要注意乳房卫生，防止发生感染。停止哺乳后更要注意乳房呵护，以防乳房突然变小使下垂加重。

胃肠

基本上没有什么不适感，遵循瘦身食谱，令胃肠变得很轻松。

子宫

子宫体积已经慢慢收缩到原来的大小，子宫已无法摸到，产后第5周如恶露仍不净，就要留意是否是子宫复原不全，子宫迟迟不入盆腔而导致的恶露不净。

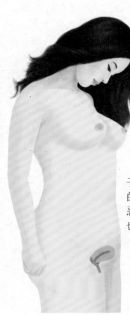

子宫体积已经收缩到原来的大小，子宫已无法摸到，恶露已经完全消失，心情也越来越阳光。

伤口及疼痛

到了42天与宝宝一起去做产后检查时，才想到伤口上的痛，估计那是心理上的条件反射罢了。

恶露

本周恶露已经完全消失，但有些新妈妈发现已经开始来月经了。产后首次月经的恢复及排卵的时间都会受哺乳影响，不哺乳的妈妈通常在产后6~10周就可能出现月经，而哺乳妈妈的月经恢复时间一般会比较延迟。

排泄

争取让摄入的食物快快消耗掉，以免储存在身体里变成负担。产后1个月开始有意识地加强瘦身锻炼和执行瘦身食谱。新妈妈会发现，排便的次数会增加，但没有腹泻症状，那是奇妙的瘦身食材在发挥作用。

心理

产后42天，新妈妈可以带宝宝一起去医院进行产后的健康检查，出门时最好有家人陪同。回到医院，生产时的情形一下子又历历在目，现在看到越来越乖巧的宝宝，觉得那一切都是值得的。新妈妈很享受现在的生活状态，忙碌的早晨、午后的阳光、傍晚的惬意，那都是有了宝宝以后才知道这就是幸福，要是体重再减轻几斤，就是再完美不过的事情了。

进餐重质不重量的第 5~6 周

重质不重量

对于摄入热量或营养所需量不甚了解的新妈妈，一定要遵循控制食量、提高品质的原则，尽量做到不偏食、不挑食。为了达到产后瘦身的目的，按需进补，积极运动。

严控脂肪摄取

怀孕期间，新妈妈为了准备生产及哺乳而储存了不少的脂肪，再经过产后 4 周的滋补，又给身体增加了不少负荷。此时若吃过多含油脂的食物，乳汁会变得浓稠，乳腺也容易阻塞，对于产后的瘦身也非常不利。

控制外出用餐次数

宝宝满月了，亲朋好友都要庆贺一下，新妈妈经过一个月的休整也可以外出就餐了，一定要注意控制外出用餐次数。大部分餐厅提供的食物，都会多油、多盐、多糖、多鸡精，不太符合新妈妈进补的要求。如不得不在外面就餐时，饭前应喝些清淡的汤，减少红色肉类的摄入，用餐时间控制在 1 小时之内。

选取应季的食物

新妈妈应该根据产后所处的季节，相应选取进补的食物，少吃反季节食物。比如春季可以适当吃些野菜，夏季可以多补充些水果羹，秋季食山药，冬季食羊肉等。要根据季节和新妈妈自身的情况，选取合适的食物进补，要做到"吃得对、吃得好"。

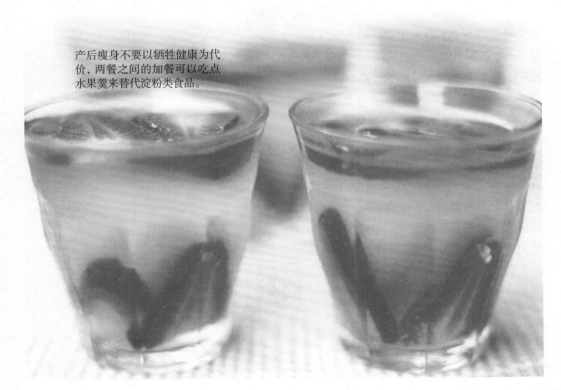

产后瘦身不要以牺牲健康为代价，两餐之间的加餐可以吃点水果羹来替代淀粉类食品。

适合月子里吃的 6 种瘦身食物

鲤鱼：利水消肿

鲤鱼中的蛋白质不但含量高，且质量也佳，人体消化吸收率高，并能供给人体必需的氨基酸、矿物质、维生素 A 和维生素 D；鲤鱼的脂肪多为不饱和脂肪酸，能很好地降低胆固醇。鲤鱼有补脾健胃、利水消肿、通乳、清热解毒等作用，对各种水肿、浮肿、腹胀、乳汁不通皆有益。

推荐补品： 莼菜鲤鱼汤（见 116 页）

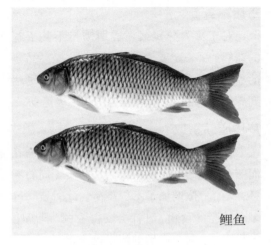

鲤鱼

魔芋：瘦身食谱中不可缺少的食物

魔芋的主要成分是葡甘露糖，并含有多种人体不能合成的氨基酸及钙、锌、铜等矿物质，是一种低脂、低糖、低热量、无胆固醇的优质膳食纤维。魔芋中的"海曼纳"物质，食后有饱腹感，从而减少新妈妈摄入食物的数量和能量，消耗多余脂肪，有利于控制体重，达到自然减肥效果。

推荐补品： 荠菜魔芋汤（见 116 页）

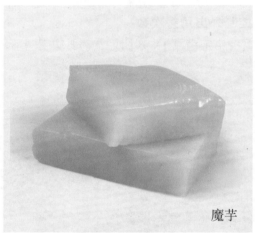

魔芋

豆腐：帮助消化

豆腐营养丰富，含有铁、钙、磷、镁等人体必需的多种矿物质，还含有优质油脂和丰富的植物蛋白，素有"植物肉"之美称。豆腐为补益清热养生食品，可补中益气、清热润燥、生津止渴、清洁肠胃。豆腐除有增加营养、帮助消化、增进食欲的功能外，对牙齿、骨骼的生长发育也颇有益处，在造血功能中可增加血液中铁的含量。

推荐补品： 三丁豆腐羹（见 70 页）

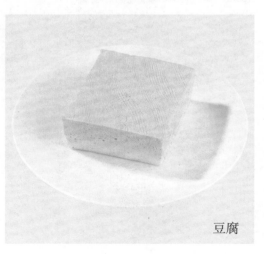

豆腐

木耳：促进肠道蠕动

木耳含有丰富的膳食纤维和一种特殊的植物胶质，这两种物质能够促进肠胃的蠕动，促进肠道脂质的排泄，减少对食物的吸收，降低血脂，从而起到预防肥胖和减肥的作用。

推荐补品：益母草木耳汤（见65页）

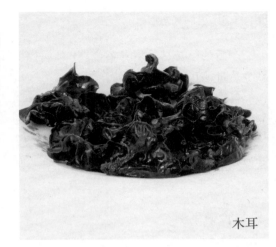

木耳

竹荪：降低体内胆固醇

竹荪菌体洁白、细嫩、爽口、味道鲜美、营养丰富。竹荪所含多糖具有抗氧化，增强免疫等功效，所含的多种矿物质中，重要的有锌、铁、铜、硒等。竹荪还有助于降低体内胆固醇。

推荐补品：竹荪红枣茶（见115页）

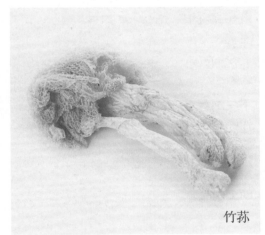

竹荪

苹果：维持体内酸碱平衡

苹果营养丰富，热量不高，是新妈妈瘦身的选择之一。苹果是碱性食品，可维持体内酸碱平衡，苹果可以中和体内过多的酸性物质，增强体力和抗病能力。苹果特有的香味可以缓解压力过大造成的不良情绪，产后情绪不稳定的新妈妈不妨多吃一些。

推荐补品：什锦水果羹（见133页）

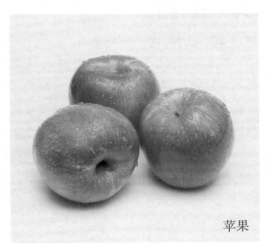

苹果

第 29~42 天的炖补方案

哺乳妈妈这样补

产后的第 2 月是瘦身黄金期，新妈妈要抓住这一宝贵时期，多哺喂宝宝，适当运动，减少热量，达到瘦身的目的。

科学、合理地安排饮食，使摄入与消耗实现动态平衡，既能满足产后恢复身体的需要，又能以充足的营养供应宝宝。

产后 42 天左右，产褥期将结束，新妈妈应到医院做一次产后检查，以了解自身的恢复状况和宝宝的发育情况。

一日食谱举例

早餐

鸡肉三明治1块，什锦水果羹1碗

午餐

五谷杂粮饭1碗，番茄炒蛋1份，莼菜鲤鱼汤适量

下午加餐

竹荪红枣茶1杯，猕猴桃1个

晚餐

鲑鱼炒饭1份，莲藕炖牛腩适量

晚上加餐

荠菜魔芋汤适量

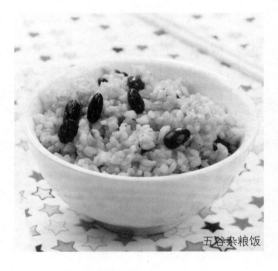

五谷杂粮饭

给家人的护理建议：

产后 42 天时需做产后检查

不要忘记医生的叮嘱，在产后 42 天时要带新妈妈和宝宝去医院做一次细致的产后检查。产后彻底检查不但能及时发现新妈妈的健康隐患，还能避免对宝宝健康造成不良影响，尤其对妊娠期间有并发症的新妈妈就更为重要了。

传统与现代对对碰

老人讲：出了月子，只要进行正常的哺乳，吃再多也不会太胖。

新观念：产后一个月就应该注意适当节食了。

专家说：虽然长期以来我们认为哺乳可以让新妈妈瘦得更快，不过并不是每个新妈妈都能减得那么轻松，因为新妈妈常会遇到一个两难的状况，是多吃保证乳汁充沛，还是少吃减少能量的摄入。其实新妈妈每天只需摄取2000~2300千卡（约8371~9627千焦）的热量就可以了，这样不但乳汁依旧充沛，而且能更轻松地减重，宝宝也不会有发育不良的问题。

莲藕炖牛腩：缓解产后便秘

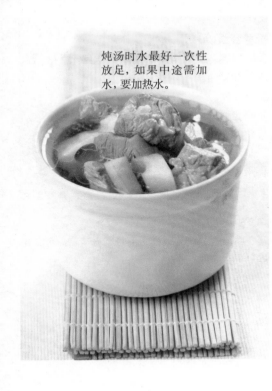

炖汤时水最好一次性放足，如果中途需加水，要加热水。

推荐容器：砂锅

备　　料：牛腩 200 克，莲藕 100 克，红小豆 50 克，姜片、盐各适量。

做　　法：

1. 牛腩洗净，切大块，放入热水中略煮一下。
2. 牛腩取出后再过冷水，洗净，沥干。
3. 莲藕洗净，去皮，切成大块。
4. 红小豆洗净，并用清水浸泡 30 分钟。
5. 全部材料放入锅内，加清水大火煮沸。
6. 转小火慢煲 2 小时，出锅前加盐调味即可。

营养功效

莲藕的含糖量不算很高，又含有大量的维生素C和膳食纤维，对于产后便秘的新妈妈十分有益。莲藕富含铁、钙等矿物质，有补益气血、增强免疫力的作用。

竹荪红枣茶：减脂降血压

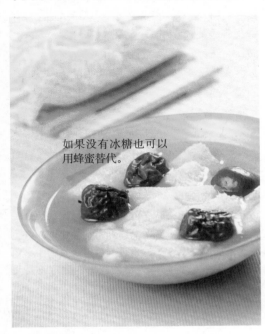

如果没有冰糖也可以用蜂蜜替代。

推荐容器：砂锅

备　　料：竹荪 50 克，红枣 6 颗，莲子 10 克，冰糖适量。

做　　法：

1. 竹荪用清水浸泡至完全泡发后，剪去两头，洗净泥沙，放在热水中煮 1 分钟，捞出，沥干水分，备用。
2. 莲子洗净去心；红枣洗净，去掉枣核，枣肉备用。
3. 将竹荪、莲子、红枣肉一起放入锅中，加清水大火煮沸后，转小火再煮 20 分钟。
4. 出锅前加入适量冰糖即可。

营养功效

竹荪药用价值很高，具有补肾、明目、清热、润肺等功能，被视为有益补作用的"山珍"；同时还具有降血压、降胆固醇等功效。

莼菜鲤鱼汤：低脂多锌

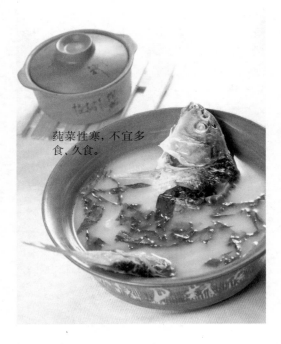

莼菜性寒，不宜多食、久食。

推荐容器：砂锅

备　　料：鲤鱼 1 尾，莼菜 100 克，葱花、盐、香油各适量。

做　　法：

1. 莼菜洗净，备用。

2. 将鲤鱼去腮、去鳞、去内脏，洗净，沥干。

3. 将鲤鱼、莼菜放入锅内，加清水煮沸，去浮沫，转小火煮 20 分钟。

4. 出锅前加入盐调味，撒上葱花、淋入香油即可。

营养功效

鲤鱼中所含的脂肪较少，而且营养丰富。莼菜中含有丰富的锌。

荠菜魔芋汤：健体瘦身又排毒

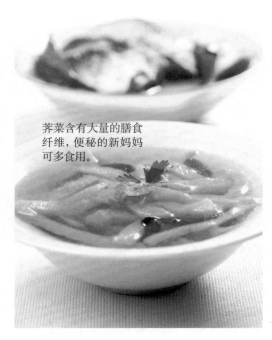

荠菜含有大量的膳食纤维，便秘的新妈妈可多食用。

推荐容器：不锈钢锅

备　　料：荠菜 150 克，魔芋 100 克，盐、姜丝、香菜各适量。

做　　法：

1. 荠菜择洗干净，切成大片，备用。

2. 魔芋洗净，切成条，用热水煮 2 分钟，去味，沥干，备用。

3. 将魔芋、荠菜、姜丝放入锅内，加清水用大火煮沸，转中火煮至荠菜熟软。

4. 出锅前撒入香菜，加盐调味即可。

营养功效

魔芋中特有的束水凝胶纤维，可以使肠道保持一定的充盈度，促进肠道的蠕动，加快排便速度，是天然的肠道清道夫，也是产后瘦身食谱中不可缺少的食物。妈妈体内毒素减少，宝宝吃得更安心。

非哺乳妈妈这样补

如果吃得太多，活动太少，又不需要哺喂宝宝，多余的营养就会积存在新妈妈体内，使体重不断增加。产后 1 周就可以进行健美操锻炼，但是，锻炼的时间不宜过长，要注意循序渐进，逐渐增加运动量。非哺乳妈妈也可在减少正餐摄入的情况下，两餐之间补充些竹荪茶、牛奶露、什锦酸奶等，使得胃中常有饱腹感，自然轻松地进行瘦身。

一日食谱举例

早餐

全麦面包2片，牛奶1杯，苹果1个

午餐

炒河粉1份，荠菜魔芋汤适量

下午加餐

什锦水果羹1碗

晚餐

水饺15个，三鲜冬瓜汤适量

晚上加餐

竹荪红枣茶1杯

给家人的护理建议：

出远门时要有人陪同

出月子后新妈妈的社交活动会增多起来，这时候还不宜出远门。新妈妈若是要出远门，则需要有家人的陪同，帮忙提一些重物，尽量不要到人多，环境较差的地方，防止感染传染病等。

传统与现代对对碰

老人讲：产后腰腿痛是提早活动带来的不良后果。

新观念：产后腰腿痛是正常的生理变化，适当运动一段时间就会缓解。

专家说：许多新妈妈生产后或多或少都会感到腰腿痛，因为妊娠期间，胎儿的发育使子宫增大，变大的腹部向前突起，为适应这种生理改变，身体的重心就必然发生改变，腰背部的负重加大，所以孕妇的腰背部和腿部常常感到酸痛。在产后感到腰腿痛一般来说属于生理性的变化，一般在产后一段时间内疼痛就会减轻，新妈妈不要太担心。

三鲜冬瓜汤：养颜瘦身

推荐容器：不锈钢锅

备　料：冬瓜、冬笋、番茄、油菜各 50 克，鲜香菇 5 朵，盐适量。

做　法：

1. 将除盐外的所有食材洗净切好备用。
2. 将切好的食材放入锅中，加清水煮熟，出锅前放盐调味即可。

营养功效

冬瓜含有多种维生素和人体必需的矿物质，可调节人体的代谢平衡，加之冬瓜本身不含脂肪，热量不高，适合产后急于瘦身的新妈妈。

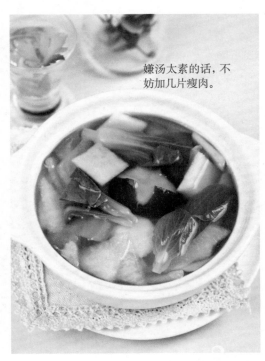

嫌汤太素的话，不妨加几片瘦肉。

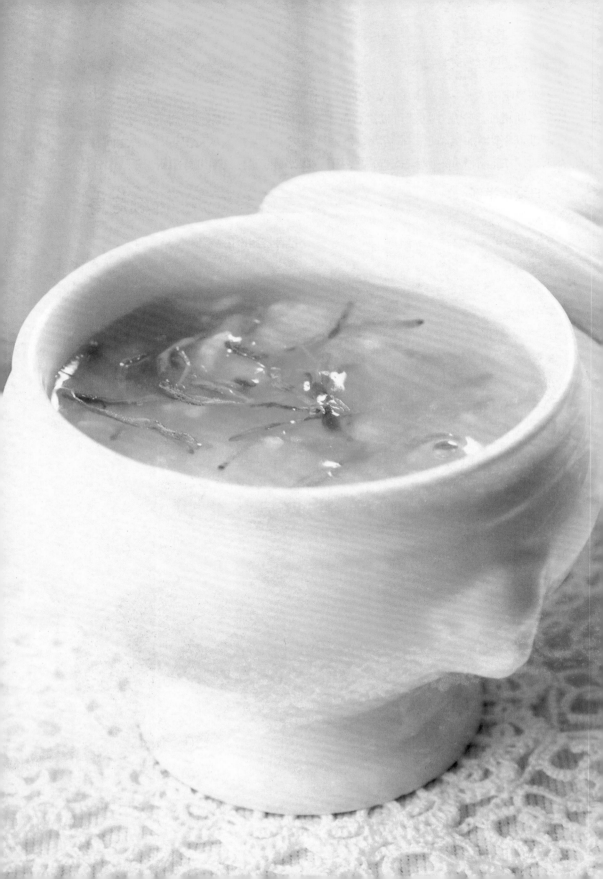

母乳喂养的
常见问题

从温暖的子宫来到这个世界，宝宝需要很长的一段时间来慢慢适应，他现在需要的是母乳和关爱，这是他成长的全部动力。所以，细心的喂养和周到的护理非常重要。当有一天看到宝宝成长的变化，会带给你无限的惊喜。

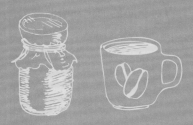

常见的哺乳问题

对于刚出生的宝宝来说，理想的营养来源莫过于母乳了。这个阶段宝宝的消化吸收能力还不强，母乳中的各种营养无论是数量比例，还是结构形式，都最适合小宝宝吸收。

什么时候开奶

在宝宝出生半小时后，新妈妈就应在医务人员的帮助下，开始给小宝宝喂奶。这是因为宝宝的吸吮反射在出生后的 10~30 分钟最强，此时喂奶可以强化这种反射，有助于母乳喂养的成功。

早吸吮、早开奶可促进新妈妈及早分泌和排出乳汁，起到催乳作用。此外，早开奶还可以使宝宝得到滴滴珍贵的初乳，获得丰富的营养物质和免疫物质。

什么是初乳

产后，新妈妈的体内激素水平发生变化，乳房开始分泌乳汁。但泌乳有一个逐渐的质与量的变化，一般把生产后 12 天以内的乳汁称作初乳，生后 13 天至 1 个月的乳汁称作过渡乳，把 1 个月以后直到断奶前的乳汁称作成熟乳。

有些人受旧观念的影响，认为分娩后最初分泌的乳汁是"脏"的，或认为初乳没有营养价值，挤掉丢弃了，这很可惜。初乳不仅不"脏"，反而最富有营养物质。初乳对新生儿机体免疫有增强作用，可预防新生儿感染。而后来的乳汁中各种营养成分随着时间的延长而日趋下降。另外，初乳中所含的脂肪量没有成熟乳高，这正好和刚出生宝宝的肠胃对脂肪的消化和吸收能力差相适应。

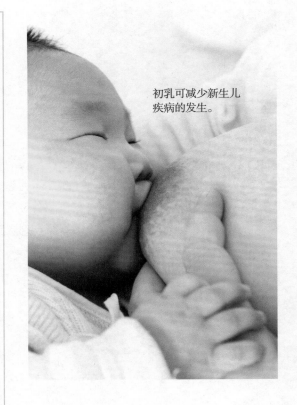

初乳可减少新生儿疾病的发生。

没有母乳，怎样喂宝宝

第一天宝宝的胃只有 5 毫升的容量，而此时他正忙着排除胎便等体内毒素，所以对母乳的需求并不是非常迫切。如果宝宝哭了，不管有没有泌乳，都应该让宝宝吸吮妈妈的乳头，主要起到安抚的作用。

第二天如果还没有泌乳的话，一次可以喂 20~30 毫升的配方奶，但如果妈妈想坚持母乳喂养的话，不要用奶瓶喂而要用婴儿勺喂，以免宝宝吸惯了奶瓶不会吸乳头。

正确的哺乳姿势有哪些

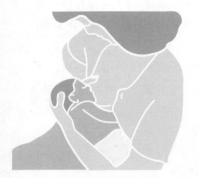
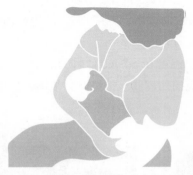
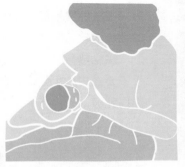

1. 搂抱（轻松且常用的姿势）。

2. 交叉搂抱、垂直搂抱或中间姿势（宝宝头下垫上东西，有助于宝宝含住乳头。适合早产儿或吸吮能力弱或含乳头有困难的小宝宝）。

3. 紧抱或"像抱橄榄球一样"（可让妈妈看到并控制宝宝的头部，适合乳房较大或乳头内陷而非凸出或扁平的妈妈）。

注意：宝宝的嘴唇包住乳头和乳晕，其鼻子和面颊接触乳房。宝宝的嘴唇向外翻，而不是向内收回。母乳喂养时抱宝宝有数种姿势。新妈妈不妨每种都试试，选择一种自己和宝宝都感觉舒适的姿势。

乳房红肿胀痛怎么办

产后初期，尤其是产后开始分泌乳汁时，乳房会肿胀疼痛得厉害，产后乳房肿胀是较常见的现象，也是母乳喂养过程中遇到的普遍困难。

很多新妈妈在产后3天内会发生乳房肿胀，具体表现为：乳房局部肿胀，压痛有硬结，甚至发烧，严重影响了新妈妈的睡眠质量和母乳喂养信心，同时带给新妈妈较大的不适与烦躁。如果产后可以及时进行乳房保健与护理，就可以改善这种状况。

改善乳房肿胀的方法

1. 正确有效的母乳喂养：按需哺乳，纠正宝宝不良的含接姿势。正确哺乳姿势：协助宝宝身体转向妈妈，紧贴妈妈身体，下颌接触乳房，通过宝宝的吸吮，使乳汁通畅排出。

2. 按摩法：按摩前用热毛巾做热敷，一手指端（食指、中指、无名指）并拢托住乳房，另一手从乳房根部，向乳头方向按摩，双手交替反复进行，同时轻轻拍打、抖动，直至肿胀的乳房变软无硬结，乳汁通畅为止。

注意热敷乳房时，毛巾温度在50~60℃，防止烫伤皮肤，按摩乳房时用力不可过大，手不要在皮肤上划动，以免损伤皮肤。挤奶时必须均匀挤压所有的乳窦，用力适宜，防止弄伤乳房。

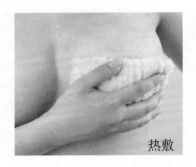

热敷

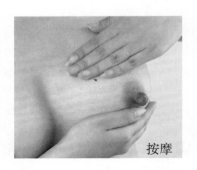

按摩

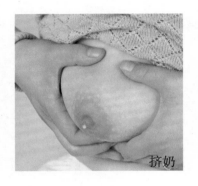

挤奶

3. 挤奶法：按摩后一部分乳汁可流出，也有大部分乳汁仍淤积在乳房里及乳头处。此时将大拇指放在离乳头根部2厘米处的乳晕上，其他四指放在拇指的对侧，有节奏地向胸壁挤压放松。如此反复，依次挤压所有的乳窦，直至乳腺管内乳汁全部排出。

泌乳后一天应该喂多少次

产后 3~7 天是新妈妈的泌乳过程，此阶段哺乳不当，容易造成乳腺管堵塞而导致乳汁淤积，产后乳汁淤积是指乳汁出不来，导致乳房胀痛的现象，所以这段时间哺乳次数应该频繁一些。

分泌乳汁后 24 小时内应该哺乳 8~12 次，哺乳时让新生儿吸空一侧乳房后再吸另一侧乳房。如果宝宝未将乳汁吸空，新妈妈应该自行将乳汁挤出或者用吸奶器把乳汁吸出，这样才有利于保持乳汁的分泌及排出通畅。如果出现乳房胀痛的现象，更应该及时频繁地哺乳，以避免乳汁在乳腺管淤积而造成乳腺炎。另外，热敷按揉乳房也有利于乳汁的正常分泌。

保护乳房睡卧也有规矩

产后分泌乳汁时乳房的肿胀感受虽然是正常反应，但新妈妈的睡卧姿势不当也会引起乳房的不适，加剧疼痛，甚至引发炎症。

新妈妈在清醒状态下，自然会很好地保护好乳房，可是入睡以后就很难注意了。这就要求新妈妈在睡卧时要事先做好保护乳房的准备工作。做到：

1. 不要俯卧。
2. 侧身而睡时切勿使乳房受压。
3. 睡眠当中勿穿过于瘦小的内衣。

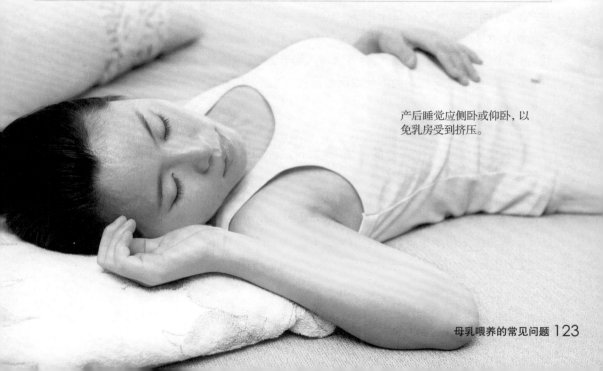

产后睡觉应侧卧或仰卧，以免乳房受到挤压。

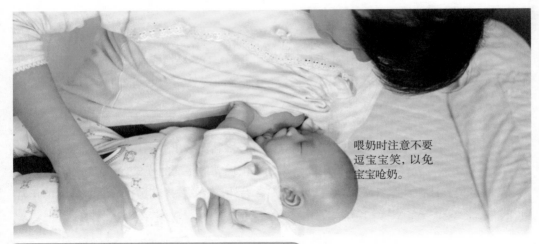

喂奶时注意不要逗宝宝笑，以免宝宝呛奶。

什么情况下不要马上给宝宝哺乳

妈妈浴后不宜马上哺乳

许多处在哺乳期的妈妈很喜欢洗完热水澡，暖融融地抱起宝宝给他喂奶。其实妈妈刚洗完热水澡后，并不太适宜立即哺乳，因为热水洗浴，体热蒸腾，乳汁的温度也比平时要高，这时哺喂可能会伤害到宝宝。

宝宝洗澡之后也不宜马上哺乳

因为刚洗过澡后，宝宝的气息产生变化，气息未定时就哺乳会使宝宝脾胃受损，甚至可能患上赤白痢疾。所以，凡是洗浴之后，应当休息一段时间，等气息平定下来才可进行哺乳。

生气时或刚生完气不宜马上哺乳

妈妈在生气时，体内可产生某种"毒素"，这种"毒素"甚至可能使乳汁的颜色产生变化，生成沉淀，这时哺喂可能会令宝宝吸入带有"毒素"的乳汁。另外，种种情绪的起伏往往也会影响到哺乳期妈妈的大脑皮层的活动，可能抑制催乳素的分泌，使妈妈出现乳汁缺乏的现象。

关于"热奶"的话题

在民间早就有"热奶"的说法，这种说法和中医所说的"七情致病"是相契合的。处于哺乳期的妈妈在愤怒、焦虑、紧张、疲劳时，容易造成肝郁气滞，甚至产生血瘀，使得乳汁量少甚至变色。在这种情况下，宝宝喝了妈妈的乳汁心跳也会随之加快，变得烦躁不安，甚至夜睡不宁、喜哭闹，并伴有消化功能紊乱等症状，这是内热的表现。

从西医的角度来看，在妈妈压力过大、心情急躁的情况下，由于身体处于应激状态，肾上腺素分泌增加，乳汁的分泌也会受到影响。

情绪会影响乳汁的质量吗

哺乳期的妈妈在愤怒、焦虑、紧张、疲劳时内分泌系统会受到影响，分泌的乳汁质量也会产生变化，可能会危害到宝宝的健康。

情绪波动会影响乳汁分泌

处于哺乳期的妈妈可能会发现，如果自己的心情抑郁，宝宝一吃完奶也会变得很烦躁，经常莫名其妙地啼哭。妈妈的乳汁泌出也不如前几天顺畅，颜色也似乎不大对劲了。这一连串的变化搞得妈妈手忙脚乱，不知所措。

这种情况的产生，就是因为产后初期妈妈的情绪波动太大，自身的气血受到影响，使得乳汁的质量也发生了变化。

妈妈的乳汁影响宝宝性格和智力的发展

妈妈的乳汁是由其气血转化而成的，五情善恶，都与气血化生有关。妈妈如果气血运行不正常，分泌的乳汁就会受到影响，甚至会直接影响到宝宝的健康成长。

妈妈的性格是强悍、粗犷，还是温和、娴静，对宝宝的性情影响很大，甚至影响其性格和智力的发展。

保持平和的心情才能保证乳汁的质和量

要保持充足的乳汁，哺乳期的妈妈除了要有充分的睡眠和休息外，还要避免精神和情绪上的起伏，所以最好不做令情绪大起大落的事情，而应讲求张弛有度，多听听音乐、读一些好书、做一点运动。通过各种方式稳定好自己的情绪，尽量保持平和的心情，这对保证乳汁分泌的质和量都会起到较好的作用。

另外，可多喝水和牛奶以保证水分和钙量，在饮食上也要注意营养搭配，多吃动物性食品和豆制品、新鲜蔬菜水果等。另外，还可吃些海带、紫菜、海米等含有丰富的钙及碘的海产品。

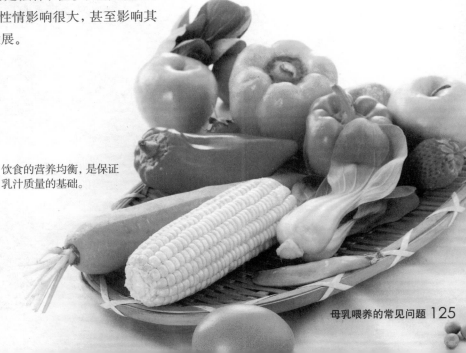

饮食的营养均衡，是保证乳汁质量的基础。

妈妈感冒了，还能给宝宝喂奶吗

感冒是常见的疾病，产后的妈妈容易出汗，又加上抵抗力弱及产后的忙碌，患上感冒很常见，该不该给宝宝喂奶就成了妈妈此时的一个难题。妈妈与宝宝是零距离接触的，既担心感冒会传染宝宝，又害怕吃药后影响乳汁的成分，对宝宝不利，真是让人不知所措。能不能给宝宝继续喂奶呢，有什么好方法使感冒快点好呢？

刚出生不久的宝宝自身带有一定的免疫力，不用过分担心感冒传给宝宝而不敢喂奶。

如果感冒时不伴有发高烧的症状，妈妈需多喝水，吃清淡易消化的饮食，可吃些刺激性小的中成药物，如板蓝根冲剂等。但要注意的是应在吃药前喂奶，吃药后半小时以内不喂奶；注意卫生，勤洗手，少对着宝宝呼吸，可以戴口罩防止传染；同时最好有人帮助照看宝宝，自己能有多点时间睡眠休息。

如果感冒并伴有高烧，可暂停母乳喂养 1~2 日，停止喂养期间，还要常把乳汁挤出，以保持日后继续母乳喂养。

这期间要保持房间内空气的流通，保持适当的温度与湿度。感冒病毒是通过空气飞沫传播，因此要勤通风，用醋熏蒸也可以达到空气消毒的目的。

食用一些汤品，可有效控制病菌的蔓延。

感冒初期的哺乳妈妈，如果不是很严重，可选择一些治感冒的汤缓解症状。

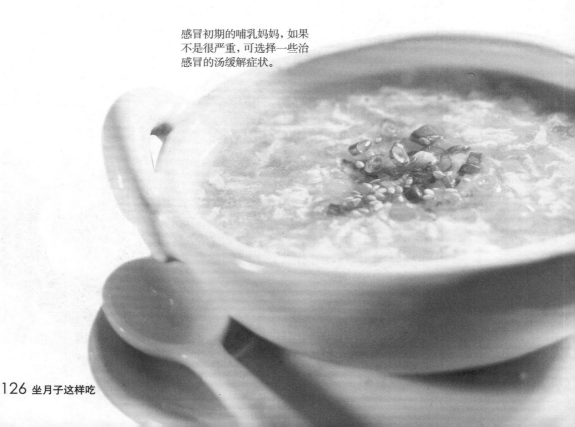

治疗感冒的食疗方

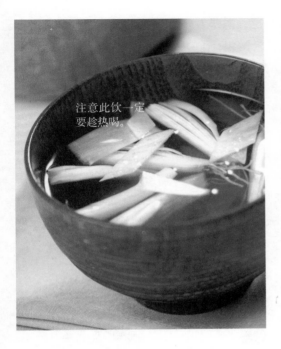

注意此饮一定要趁热喝。

生姜葱白红糖饮

推荐容器：砂锅

备　　料：葱白（带根须）、生姜各 25 克，红糖适量。

做　　法：

1. 将带根须的葱白洗净；生姜洗净，切成大片。
2. 将葱白和生姜片放入锅内，加一碗水煎开。
3. 放适量红糖，趁热服下。

营养功效

此饮可驱寒、散热，帮助妈妈发汗，让鼻塞情况有所好转。

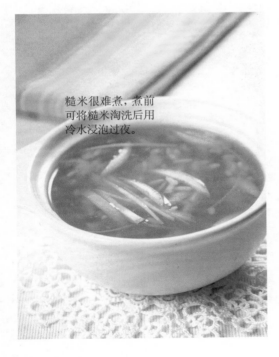

糙米很难煮，煮前可将糙米淘洗后用冷水浸泡过夜。

糙米橘皮柿饼汤

推荐容器：砂锅

备　　料：糙米 50 克，橘子皮、姜丝各 10 克，柿饼 2 个。

做　　法：

1. 将铁锅烧热，放入糙米迅速翻炒片刻后，改成小火继续炒熟，要避免将糙米炒黑。
2. 换成砂锅，将炒熟的糙米、橘子皮、姜丝、柿饼一同放入，加清水，大火煮沸后即可。
3. 一天服用 4~5 次。

营养功效

此汤可祛痰、止咳，所用材料都是可食用的，对于妈妈来说是安全的，这个食疗方也不会对宝宝有什么影响。

妈妈得了急性乳腺炎怎么办

　　急性乳腺炎是很多新妈妈都可能遭遇的状况。初期表现为乳头皲裂、疼痛，哺乳时疼痛加剧，以致妈妈惧怕或拒绝哺乳，而出现乳汁淤积、乳房胀痛不适或有积乳的块状物，局部可能出现红肿、疼痛、压痛或痛性肿块。急性乳腺炎多数发生在初产妇身上，产后的1个月内是急性乳腺炎的高发期。

积极预防，注意卫生

　　预防哺乳期急性乳腺炎的关键在于避免乳汁淤积，防止乳头损伤，并保持乳头清洁。哺乳后应及时清洗乳头，加强卫生保健。孕期如有乳头内陷，可经常挤捏、提拉进行矫正；产后养成定时哺乳的习惯，不要让宝宝含着乳头睡觉；每次哺乳时尽量让宝宝把乳汁吸空，如有淤积，可按摩或用吸奶器排尽乳汁；同时，注意宝宝的口腔卫生。而当乳头有破损或皲裂时需要及时治疗。

发炎后不要停止母乳喂养

　　发生急性乳腺炎时，一般不要停止母乳喂养，因为停止哺乳不仅影响宝宝的喂养，而且还增加了乳汁淤积的机会。所以，在感到乳房疼痛、肿胀甚至局部皮肤发红时，不但不要停止母乳喂养，而且还要勤给宝宝喂奶，让宝宝尽量把乳房里的乳汁吃干净。

　　而当乳腺局部化脓时，患侧乳房应停止哺乳，并以常用挤奶的手法或吸奶器将乳汁排尽，促使乳汁通畅排出。与此同时，仍可让宝宝吃另一侧健康乳房的母乳。只有在感染严重或脓肿切开引流后，才应完全停止哺乳，并按照医嘱积极采取回乳措施。

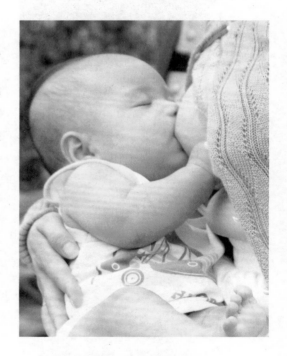

发生急性乳腺炎时，不要停止母乳喂养，每次哺乳时尽量让宝宝把乳汁吸空。

治疗急性乳腺炎的食疗方

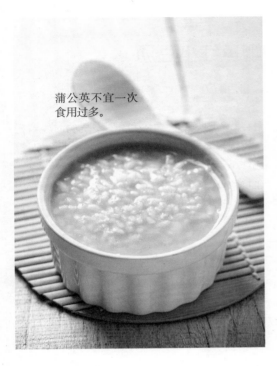

蒲公英不宜一次食用过多。

蒲公英粥

推荐容器: 砂锅

备　　料: 蒲公英 20 克,粳米 50 克,金银花 30 克。

做　　法:

1. 粳米洗净,用清水浸泡 30 分钟,备用。
2. 清水煮沸后,先煎蒲公英、金银花,去渣取汁。
3. 用蒲公英、金银花汁煮粳米,至粳米完全熟透后即可。

营养功效

此粥可清热解毒,适用于产后患急性乳腺炎的妈妈食用。

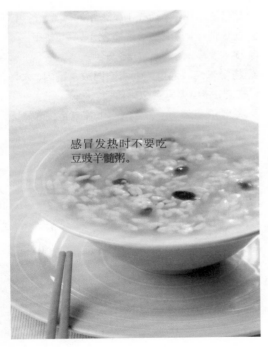

感冒发热时不要吃豆豉羊髓粥。

豆豉羊髓粥

推荐容器: 砂锅

备　　料: 熟羊髓 50 克,豆豉 15 克,薄荷 6 克,粳米 50 克,葱白、姜片、盐各适量。

做　　法:

1. 粳米洗净,浸泡 30 分钟,备用。
2. 锅内放入葱白、姜片、豆豉,用清水煮沸。
3. 放入薄荷,稍煎煮后去渣取汁。
4. 用煎煮汁液煮粳米,熟透后放入羊髓,出锅前放盐调味即可。

营养功效

此粥可祛风、清热、解毒,适用于产后哺乳期内乳腺炎初起,局部红肿、疼痛的妈妈。

附录 月子期的食疗炖补方

补气食疗方

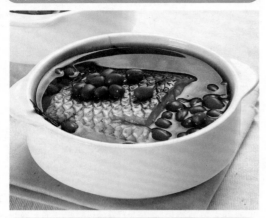

鲫鱼红小豆汤

备料：鲫鱼 1 尾，红小豆 50 克，盐适量。

做法：

1. 将鲫鱼洗净，去内脏和鱼鳞，洗的时候要把鱼鳞全部弄干净，鱼肚里也要洗净，备用。
2. 红小豆洗净，用清水浸泡 1 小时，备用。
3. 将鲫鱼与红小豆一同放入锅内，加水炖煮至熟，出锅前加入盐调味即可。

补血食疗方

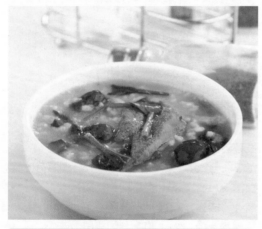

猪肝红枣粥

备料：猪肝 100 克，红枣 6 颗，菠菜、粳米各 50 克，盐适量。

做法：

1. 猪肝洗净擦干，切成 1 厘米厚的薄片，备用。
2. 红枣洗净；菠菜去根洗净，切成段，备用。
3. 粳米洗净，用清水泡 30 分钟。
4. 将粳米连同泡过的清水一同放入锅内，大火煮沸，转小火再煮 20 分钟。
5. 将猪肝、红枣、菠菜放入锅内，慢煮至粳米熟透。
6. 出锅前加入盐调味即可。

补钙食疗方

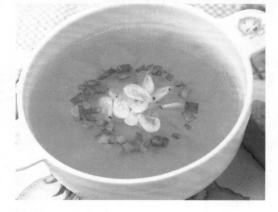

南瓜虾皮汤

备料：南瓜 200 克，虾皮 20 克，葱花、盐各适量。

做法：

1. 南瓜去皮去瓤，切成块备用。
2. 锅内加少许油烧热，放入南瓜快速翻炒片刻。
3. 加清水大火煮开，转小火将南瓜煮熟。
4. 出锅时加盐调味，再放入虾皮、葱花即可。

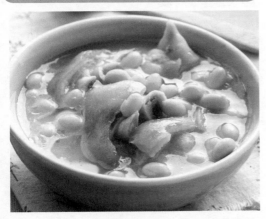

黄豆猪蹄汤

备料：猪蹄 1 只，黄豆、花生各 50 克，葱段、姜片、盐各适量。

做法：

1. 花生洗净，备用。

2. 猪蹄洗净，放入锅内，加清水煮沸，撇去浮沫。

3. 再把黄豆、花生、葱段、姜片放入锅内，转小火继续炖至猪蹄软烂。

4. 拣去葱段、姜片，加入盐调味即可。

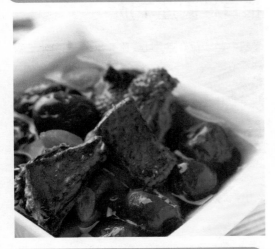

枸杞子红枣乌鸡汤

备料：乌鸡 1 只，枸杞子 20 克，红枣 10 颗，姜片、盐各适量。

做法：

1. 乌鸡去内脏，洗净。

2. 将乌鸡放进温水里用大火煮，待水沸后捞出，放进清水里洗去浮沫。

3. 把乌鸡、枸杞子、红枣、姜片放入温水锅内，大火煮沸，再转小火炖至乌鸡酥烂。

4. 出锅前加盐即可。

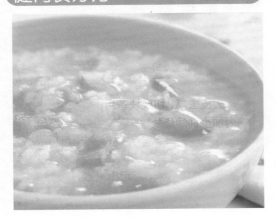

玉米胡萝卜粥

备料：胡萝卜 100 克，鲜玉米粒、粳米各 50 克。

做法：

1. 胡萝卜洗净，切成小块，备用。

2. 粳米洗净，用清水浸泡 30 分钟。

3. 将粳米、胡萝卜块、玉米粒一同放入锅内，加清水煮沸后，转小火继续煮至粳米熟透即可。

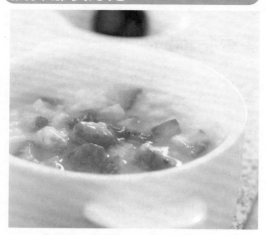

香蕉牛奶羹

备料：香蕉 1 根，牛奶 250 毫升，新鲜草莓 10 个。

做法：

1. 草莓去蒂洗净，切成块。
2. 香蕉剥去外皮，放入碗中碾成泥。
3. 将牛奶、香蕉泥放入锅内，用小火慢煮 5 分钟，并不停地搅拌。
4. 出锅时加入草莓块即可。

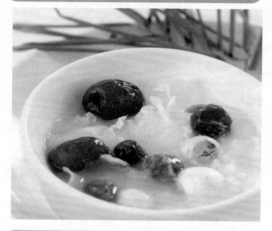

银耳桂圆莲子汤

备料：干银耳 20 克，桂圆、莲子各 50 克，红枣 5 颗，冰糖适量。

做法：

1. 干银耳清水浸泡 2 小时，择去老根后撕成小朵。
2. 桂圆去壳，莲子去心洗净，备用。
3. 将泡发好的银耳、桂圆肉、莲子、红枣一同放入锅内，加适量清水，大火煮沸后，转小火继续煮，煮至银耳、莲子完全柔软，汤汁变浓稠。
4. 出锅时加入冰糖即可。

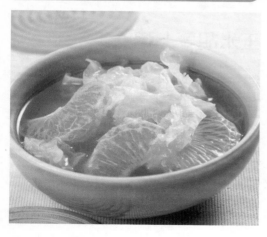

橘瓣银耳羹

备料：橘子 100 克，银耳 20 克，冰糖适量。

做法：

1. 将银耳用清水浸泡，择去老根，撕成小块，洗净备用。
2. 橘子去皮，掰好橘瓣，备用。
3. 锅置火上，放入泡好的银耳，加适量清水，烧沸后转小火，煮至银耳软烂。
4. 将橘瓣和冰糖放入，再用小火煮 5 分钟即可。

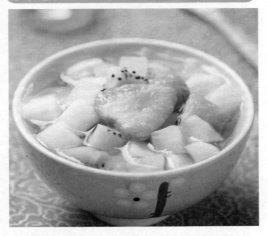

什锦水果羹

备料：苹果、草莓、白兰瓜、猕猴桃各50克。

做法：

1. 将苹果、白兰瓜洗净，去皮，去子，去核，切成小丁，备用。
2. 草莓去蒂，从中间切开成两瓣；猕猴桃剥去外皮，切成约2厘米的块，备用。
3. 将苹果丁、白兰瓜丁、猕猴桃块、草莓瓣一同放入锅内，加清水大火煮沸。
4. 转小火再煮至水果软烂即可。

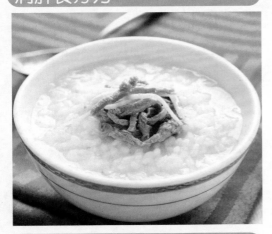

鸭肉粥

备料：鸭肉100克，粳米50克，葱段、姜丝、盐各适量。

做法：

1. 鸭肉洗净后，锅中放入清水和葱段，用中火将鸭肉煮熟，取出，放凉，切丝。
2. 粳米洗净，加入煮鸭的高汤，用小火煮。
3. 再将鸭肉丝、姜丝放入锅内同煮，出锅前放盐调味即可。

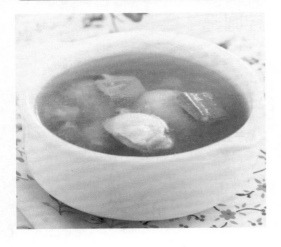

麦芽鸡汤

备料：嫩母鸡1只，生麦芽、炒麦芽各60克，鲜汤2000毫升，盐、葱段、姜片各适量。

做法：

1. 先将鸡洗净斩成3厘米见方的块，备用。
2. 将生麦芽与炒麦芽用纱布包好。
3. 锅内加油烧热，投入葱段、姜片、鸡块煸炒几下，加鲜汤、麦芽、盐，用小火炖1~2小时，取出麦芽包即可。

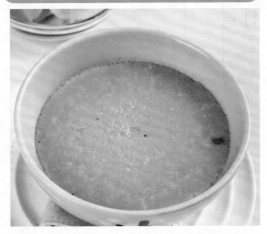

阿胶鸡蛋羹

备料：鸡蛋2个，阿胶10克，盐适量。

做法：

1.将鸡蛋磕入碗中，打散；阿胶打碎。

2.把阿胶碎放入鸡蛋液中，加入盐和适量清水，搅拌均匀。

3.将搅匀的鸡蛋液上锅，用大火隔水蒸熟即可。

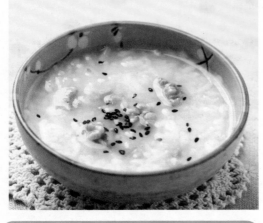

黑芝麻核桃粥

备料：粳米 30 克，黑芝麻 15 克，核桃仁 20 克。

做法：

1.将粳米淘洗干净后用清水浸泡 1 小时。

2.用泡米水煮米，大火煮沸后，加入核桃仁，改小火熬至米烂粥稠后，放入黑芝麻即可。

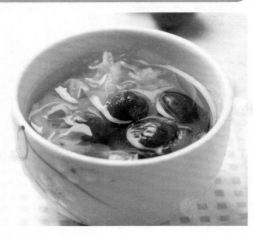

桂圆羹

备料：桂圆肉 50 克，银耳 10 克，红枣适量。

做法：

1.桂圆肉清洗干净，备用；将银耳泡发，洗净；红枣洗净。

2.锅中放清水烧开，放入桂圆肉、银耳和红枣，煮开后改为小火炖 30 分钟左右即可。